치매 간병의 지혜

알츠하이머병의 올바른 이해

정수경/최병목/이현송

일주일에 한 번은 떠나라.
그 곳이 교회든 절이든 여행이든
환경을 바꾸어 가슴을 터트려라.

MeD 메디시언 OCEAN

머리말
PREFACE

요즈음 심심치 않게 우리 귀에 들려오는 두 글자 '치매', 막연하고 아득하게만 생각되었는데 어느 날 부모나 사랑하는 배우자, 아니나 자신이 치매란 진단을 받았을 때 우리는 어떻게 현명하게 대처할 수 있을까?

치매의 대부분을 차지하는 알츠하이머병은 증상을 되돌릴 수도 치료할 수도 없는 병이다. 현재의 의학 기술로는 단지 병의 진행 속도를 늦출 수 있을 뿐이다. 알츠하이머병은 자연적인 노화현상이 아니라 지적인 능력을 손상 시키는 하나의 질병이다. 이병이 전 세계적으로 문제가 되는 것은 환자뿐만 아니라 배우자와 자녀까지 이 병의 희생자가 되기 때문이다. 알츠하이머병은 교육, 재산, 지위에 관계없이 누구에게나 아무 경고도, 아무런 설명도, 아무런 회복의 희망도 없이 느닷없이 다가와 조금씩 천천히 괴롭히며 자신과 주위를 피폐하게 만드는 병이다. 이 병에 걸리면 독립적으로 생활하는 것이 불가능하고 일상행동이 이상해지기 때문에 많은 사람들은 병에 걸렸을 때 주위 사람들에게 끼칠 피해를 더 두려워한다.

그러나 알츠하이머병이라고 진단이 내려져도 두려워할 것은 없다. 용기를 잃지 말고 겁먹지 말아야 한다. 많은 연구가 진행 중이고 증상을 완화시키는 신약이 나오면서 과거와 같이 완전히 무방비 상태로 병을 맞지 않아도 된다. 지혜롭게 행동하고 차분히 대처해야 한다. 그러기 위해서는 우선 이 병에 대해 확실하고 올바른 지식을 가져야 한다. 언제나 상대를 알고 대하면 마음의 여유가 찾아오고 상대를 대처할 수 있는 묘안과 희망이 보이기 때문이다.

이 책에서는 알츠하이머병에 대해 가장 일반적이면서도 꼭 필요한 질문에 대한 해답을 주고자 노력하였다. 특히 알츠하이머병을 앓는 환자 본인은 물론 간병하며 함께 생활해야 하는 사람들에게 초점을 맞추었다. 알츠하이머병이 초래하는 가장 큰 고통 거리인 간병 문제를 어떻게 현명하게 대응할 것인가 하는 질문은 쉽게 답하기 어렵다. 많은 사람들은 이 병을 진단 받으면 두려움과 혼란 속에서 환자와 가족들 모두가 고통의 나날을 지낸다. 환자와 가족들이 마음의 고통과 육체적 부담에 어떻게 지혜롭게 대처할 수 있을까? 저자의 오랜 연구결과와 개인적인 생활체험이 녹아 있는 책으로 일반 독자들이 읽고 실제적인 도움을 얻는 데 중점을 두어 이 책을 썼다.

이 책이 독자 여러분께 알츠하이머병에 대한 올바른 이해와 함께 두려움과 간호의 짐에서 오는 감정을 잘 극복할 수 있도록 도와줄 것이다. 환자가 편안하고 만족하고 존엄성을 잃지 않으면서 생을 마감할 수 있도록 돕는 가정 간호인에게 실질적이며 정서적인도움이 되기를 기대한다. 이 책을 읽고 함께 하면 환자와 간호인 모두 편안하고 의미 있는 시간이 될 것이다.

저자 대표 정 수 경

차례
CONTENTS

제2부 **치매환자를 위한 간병의 지혜**

4. 기억력 상실과 의사소통을 돕는 간병의 지혜

5. 정서적 문제를 돕는 간병의 지혜

6. 이상행동을 돕는 간병의 지혜

7. 신체적 문제에 대해 돕는 간병의 지혜

치매환자의 기본 권리장전

알츠하이머병이나 이에 관련된 병을 진단받은 모든 사람은 다음의 권리를 갖는다.

* 자신의 진단을 통보받을 권리가 있다.
* 적절한, 지속적인 의약치료를 받을 권리가 있다.
* 가급적 직장과 일상생활에서 활동할 권리가 있다.
* 어린이가 아닌 어른대우를 받을 권리가 있다.
* 표현하는 기분이 신중하게 받아들여질 권리가 있다
* 가급적 향정신약을 투여받지 않을 수 있는 권리가 있다.
* 안전하고 조화된 예측할 수 있는 환경에서 살 수 있는 권리가 있다.
* 매일 의미있는 활동으로 즐길 권리가 있다.
* 규칙적으로 실외 활동을 할 수 있는 권리가 있다.
* 껴안고, 어루만지고 손을 잡는 육체적인 접촉을 가질 권리가 있다.
* 문화와 종교적 전통을 포함한 환자의 일생을 아는 사람과 함께 있을 수 있는 권리가 있다.
* 치매간호에 있어 아주 잘 훈련된 개인에 의해 간호를 받을 권리가 있다.

제1부

치매의 올바른 이해

1. 치매의 특징과 유형
2. 치매의 원인 및 진단과 대응
3. 치매의 단계별 증상과 간병

냉정하게 고민하고
나의 생활을 포함하여
하루·일주일·한 달·일년 간의
간병 계획을 세우라.
먼 훗날 나의 삶을 돌이켜,
환자의 임종시 후회없는 간병을 위해서

1. 치매의 특징과 유형

치매(dementia)의 어원은 라틴어인 멀리(de)와 마음(mens)의 복합어로 마음이 멀어져 지적 판단능력을 잃어버린 상태를 의미한다. 치매란 이와 같은 상태에 이른 여러 가지 증세를 개략적으로 지칭하는 말로서 다양한 질병을 포괄하고 있다.

치매증상은 다른 질병을 일으키는 원인이 되는데, 이들 중 일부만이 치료가 가능하다. 치매란 지적인 능력이 전반적으로 쇠퇴하는 증상을 의미하며, 육체적, 지적능력 및 정서적 기능의 변화를 가져온다. 치매는 일상생활을 방해하는 기억력 · 사고력 · 판단력의 손상과 신체적 기능의 손상을 포함한다.

초기단계에서는 적절한 단어 찾기, 생각 정리하기, 방향 감각, 이름, 기타 정보들을 기억하는데 어려움을 보이며, 치매가 진행됨에 따라 혼돈과 좌절을 느끼면서 일상생활을 수행하기 어렵게 된다. 치매는 태어날 때부터 발병하지는 않으며 나이가 들어감에 따라 생기는 증상이다. 치매의 원인과 진행속도는 매우 다양하다.

치매의 초기증상으로는 방금 전에 일어난 일을 잊어버린다거나, 조금 더 심하면 외출했다가 집을 찾아오지 못한다거나, 때때로 일상용품의 사용법을 잊어버린다. 이 단계에서는 신체적으로 이상이 나타나지 않으므로 나이가 들어서 그러려니 하고 무심코 지나치기 쉽다. 의심스러운 증상이 눈에 띄면 신속히 전문의의 진찰을 받는 것이 중요하다. 초기단계에서 원인과 치료방법을 알게 되면 증상이 심하지 않은 상태로 오래 지속할 수 있다.

치매에 대한 올바른 대응을 위해서는 주위 사람들의 이해가 매우 중요하다. 치매환자는 새로운 일을 배우는 능력이 손상되어 있으므로 자신의 실수에 대한 주위의 부정적 반응에 두려움을 갖게 된다. 이 때문에 치매환자는 치매증상을 숨기려는 경향이 있어서 제때에 대응하기 어렵게 만든다.

아직 치매의 정확한 원인이 파악되지 않고 있다. 치매는 많은 요인들이 복합적으로 상호영향을 미치면서 나타나는 증세이므로 한 가지로 꼬집어서 원인을 이야기하기 어렵다. 일반적으로 알츠하이머병과 뇌혈관성 치매로 불리는 다발성 뇌경색 치매가 노인성 치매의 가장 흔한 원인으로 알려져 있다.

그밖에 파킨슨병, 알코올성치매, 헌팅톤병, 픽병, 크로이츠펠트야곱병, 정상압 뇌수종 등도 치매를 유발한다. 아직까지 알츠하이머병을 완치시킬 수 있는 방법은 없다. 치료약이 있기는 하나 이는 초기단계에서 질병의 진전을 늦추는 데에는 도움이 되지만 완전한 치료는 기대하기 어렵다.

한편 노인성 치매와 비슷한 증세를 보이지만 노인성 치매가 아닌 질병들이 있다. 뇌수종, 우울증, 갑상선장애, 영양부족, 뇌막염, 에이즈와 같이 병원균에 의한 감염성 질환이나 알코올 중독, 뇌종양, 머리 부상, 약물 부작용 등이 그것이다. 이러한 질병으로 인한 치매증세는 원인 질병을 조기에 발견해서 치료하면 완치가 가능하다. 따라서 기억력 감퇴나 혼돈 경험과 같이 치매증세가 의심되면 종합 진단을 받아 원인을 밝혀내는 것이 중요하다.

치매검사는 심리 평가와 세부적인 실험 검사로 이뤄지는데 가급적이면 치매를 치료한 경험이 있는 의사의 진료를 받는 것이 바람직하다.

치매의 특징

니콜라스 스파크 (Nicholas Sparks)가 쓴 노트북 (The Notebook)이라는 소설에 보면 부인의 알츠하이머병으로 애태우는 노부부 간의 절실한 사랑 이야기가 독자의 가슴을 울린다. 다리미가 냉장고 속에 들어가 있고, 옷들이 그릇 세척기에 들어가 있는가 하면, 전자레인지에 책이 들어가 있는 것을 발견한다.

어느 날 부인이 집에 들어오지 않아 남편이 집 주변을 찾아보니 부인이 동네 공터에 주차해 놓고 울고 있는 것을 발견하고 매우 놀란다. 차 창문을 두드리는 남편을 보고 부인도 놀라며 '대체 나에게 무슨 일이 생긴 걸까?' 라고 생각하며 남편에게 도와달라고 요청한다.

병원에서 치매의 초기 단계로 진단을 받은 후 이 노부부는 앞으로 다가올 일을 두려워하며 미래에 대한 준비로 편지를 써두지만, 치매환자인 부인은 얼마 안 있어 기억손상이 오고 환각증세를 보이고 소리를 지르면서 전혀 다른 사람으로 변해간다. 이런 상황에서 뇌졸증으로 반신불수가 된 남편이 부인 곁으로 다가가 과거의 다정했던 시절을 기억해 내려고 노력하는 장면을 처절하게 묘사하고 있다.

이렇듯 치매란 점진적으로 뇌의 기능에 손상을 가져오면서 정신과 행동의 이상을 가져온다. 모든 치매환자는 뇌의 기능이 점차로 조금씩 손상되므로 뇌졸증이나 정신발작과 같이 급격하게 눈에 띄는 증세를 보이지는 않는다. 때로는 치매와 다른 질병을 혼동하기도 하고 자연적인 노화상태로 오인되기도 한다.

뇌기능 손상으로 인한 이상행동은 불규칙하게 나타나므로 때때로 건강한 듯 보이기도 하며 어떤 때는 고의적으로 이상행동을 하는 듯 비춰지기도 한다.

사람의 뇌는 무게가 약 1.5kg 정도이며, 약 1천억 개의 신경세포로 구성되어 인체 에너지의 5분의 1을 사용하는 신비로운 임무를 수행하는 곳으로, 대뇌 · 소뇌, 그리고 뇌간(腦幹)의 세 부분으로 구성되어 있다. 이와 같이 뇌 전체가 하나가 되어 기능을 수행하는 것이 아니라 여러 부분으로 나뉘어서 각각 서로 다른 기능을 수행한다.

대뇌는 기억, 생각, 느낌, 그리고 문제해결 등을 하며, 소뇌는 머리 뒷부분에 대뇌 밑에 위치하며 몸의 균형, 근육운동 조정을 하고, 뇌간은 대뇌 밑에 머리와 척추를 연결하는 곳에서 숨쉬기, 소화, 심장 박동, 혈압 등 자동적인 기능을 주로 맡아 한다.

좌뇌는 신체의 우반신을 관장하며 우뇌는 좌반신의 면밀한 부분까지 조절한다. 우뇌는 인간다운 감성으로 취미, 문학, 음악, 스포츠에 관련된 예술 영역을 담당한다. 반면에 좌뇌는 언어, 이론, 공부, 계산, 노동을 담당하고 있다.

뇌졸증은 한 번에 뇌의 몇 부분만을 손상시키지만 치매는 점진적으로 더 많은 부분에 손상을 가져온다. 사람에 따라 치매가 전개되면서 손상을 받는 부위나 손상의 정도는 다양하므로, 치매환자에 따라 할 수 있는 것과 할 수 없는 것의 종류가 서로 다르다. 또한 같은 치매환자에게서도 어떤 날은 정상적으로 활동하는 듯이 보이다가 다른 날은 전혀 정상적인 활동을 하지 못하는 일관성이 결여된 상태를 관찰할 수 있다. 뇌의 손상이 골고루 오는 것이 아니므로 때때로 일반 사람들에게는 이해가 안 되는 행동을 하게 된다.

치매환자의 이상행동은 뇌의 손상 때문에 행해지는 것이지 의도적으로 하는 것은 아니다. 뇌기능 손상으로 인하여 무엇을 배우거나 설명을 이해하는 능력이 극히 제한된다. 감정적으로도 불안, 초조, 우울함, 무력감, 피해의식 등을 많이 느낀다. 또한 일을 제대로 해내지 못하여 좌절감을 느끼며 웃음거리가 되고 창피를 당하고 있다고 생각하기도 한다. 환자가 이런 느낌을 가질 때 상대방에게 기분좋게 이야기할 수는 없다. 또한 주위 사람들과 집이 낯설게 느껴질 때 두려움을 느낄 수밖에 없다.

환자는 상대의 이야기를 듣기는 하나 들은 이야기의 일부만을 잠시 기억할 뿐이므로 물음에 제대로 대답할 수 없고 단편적으로 기억하는 부분에 대해서만 행동한다. 예컨대 '병원에 가려고 하니 목욕을 해야 한다'라고 들었는데 병원에 간다는 내용만 기억하고 있다면 목욕하자는 말에 화를 낼 것이다. 사람들은 자신이 듣고 생각하는 바에 따라 행동하는데 치매환자의 경우는 정보를 습득하고, 저장하고, 처리하는 능력이 결여되어 있으므로 남들이 보기에 이상한 행동을 하는 것은 당연하다. 치매환자의 입장에서 볼 때는 자신이 상황을 파악하는 대로 행동하는 것이다.

치매환자는 단기 기억장애가 심하여 방금 전에 있었던 일을 기억하지 못하고 엉뚱한 행동을 한다. 예컨대 식사를 끝내고도 바로 밥을 안 준다고 불평을 한다. 장기 기억은 환자가 기억하는 나이까지만 기억이 남아 있게 되는데, 예컨대 기억의 한계가 자신의 젊은 시절까지였다면 이후에 발생한 자식과 손자의 변한 모습을 기억하지 못하므로 그들을 알아보지 못한다.

치매의 또 다른 특징은 순차적으로 행동을 수행하는 것이 어렵다는 점이다. 우리의 일상생활은 대부분 순서를 밟아서 해야 하는 일련의 과정으로 되어있는데, 치매환자는 순서를 밟아나가는 것이나 각 단계에서 해야 할 일들을 기억하지 못하므로 결국 정상적인 일상생활이 불가능하다. 또한 치매환자는 주위의 대한 관심이 점차로 줄어들며 자신의 의견이나 감정을 타인에게 표현하기도 어렵게 된다.

■ 치매로 의심되는 증상 (경고신호)

미국 알츠하이머 협회에서 발표한 치매의 자가진단 경고 신호를 소개하고자 한다. 많은 사람들은 다음에 열거한 증상들이 나이가 들면서 나타나는 정상적인 증후라고 잘못 생각한다. 혹은 무엇인가 잘못되었다는 것을 어렴풋이 인식하고도 치매로 진단될 것을 두려워하여 적극적으로 대응하려 하지 않는다. 이러한 증상들을 자신에게서 발견한다면 전문의를 찾아 검진을 받아보아야 한다. 발병 초기에 발견할수록 증상을 호전시키거나 진행을 늦출 수 있는 가능성이 높아진다.

① 업무에 지장을 초래하는 단기 기억상실

때때로 업무의 구체적 내용이나 동료 이름, 혹은 친숙한 전화번호를 잊어버리고 나중에 기억하는 것은 정상이다. 치매환자는 더 자주 잊어버리며 나중에도 기억하지 못한다. 자주 보는 친구나 친척을 곧바로 알아보지 못하거나 며칠 전에 들은 이야기도 잊어버린다. 이미 한 일을 잊어버리고 또 다시 한다.

② 잘 알고 있던 일을 수행하는데 지장이 있다.

보통 사람도 때로는 단추 하나쯤 끼우는 것을 잊기도 한다. 반면 치매환자는 계속해서 단추를 끼우지 않는다. 정상인도 때때로 정신이 혼란하여 가스레인지에 음식을 올려놓고 식사를 다한 후에야 기억하기도 한다. 반면 치매환자는 식사를 준비하고는 상 차리는 것을 잊어버릴 뿐 아니라 무엇을 준비했는지조차 잊어버린다. 치매환자는 가스 끄는 것을 잊어버려서 음식을 태우는 경우가 자주 있다.

③ 언어장애

보통 사람들도 때때로 적절한 어휘를 찾는데 어려움을 겪는다. 한편 치매환자는 매우 간단한 말도 잊어버리거나 적절치 않은 단어로 대치하여 이해하기 어려운 말을 한다. 갈수록 말수가 줄어들며 동일한 질문을 반복한다.

④ 시간과 공간감각의 상실

오늘이 무슨 요일인지, 내가 어디를 가려고 하는 것인지 잠시 잊어버리는 것은 지극히 정상적인 일이다. 치매환자는 자신이 살고 있는 동네의 길을 잊어버리고 집 근처에서도 자신이 어디에 있는지 모르며, 어떻게 집으로 돌아가야 할지 알지 못한다.

⑤ 판단 결핍, 혹은 판단력 저하

환자가 아닌 보통 사람들도 때때로 날씨에 맞지 않는 옷을 입어 낭패감을 느끼지만, 치매환자는 상황에 전혀 어울리지 않게 옷을 입는다. 추운 날에 짧은 여름 옷을 입는다든지, 더운 날에 두꺼운 옷을 입고 속옷을 모자처럼 머리에 두르는 것과 같은 적절치 못한 판단을 자주 한다.

⑥ 추상적인 사고력의 결핍

때때로 계산을 하다가 머리가 복잡해지는 것을 느끼는 것은 정상적인 현상이다. 치매환자는 계산하는 법을 완전히 잊어버리며, 왜 계산해야 하는지조차 이해하지 못하기도 한다. 신문을 읽고 줄거리를 파악하지 못하며 텔레비전에서 하는 이야기도 이해하기 힘들어 한다.

⑦ 물건을 잘못 놓아둔다.

누구나 지갑이나 열쇠를 잘못 놓아두어 사방을 찾아 돌아다닐 때가 있다. 치매환자는 엉뚱한 장소에 물건을 놓아둔다. 예컨대 다리미를 냉장고 속에 넣는다든지, 시계를 설탕 통 속에 넣어두는 것

등이다.

⑧ 기분이나 행동의 변화

사람들은 때때로 슬퍼하기도 하고 변덕을 부리기도 한다. 치매환자는 급격히 변덕스러워진다. 조용히 있다가도 눈물을 흘리고 화를 내는 등 아무런 이유 없이 기분과 행동의 변화가 심하다.

⑨ 성격의 변화

사람들은 나이가 들면서 약간씩 성격이 변한다. 치매환자는 성격의 변화가 극심한데, 극도로 혼란해지고, 의심이 많아지고, 편집증세가 나타나며, 심하게 두려워하기도 한다. 때로는 주위사람을 도둑으로 몰며 애매하거나 엉뚱한 이야기를 한다.

⑩ 자발성과 창의성의 상실

때때로 주위일상에 싫증을 느껴 자발성과 창의성을 일시적으로 잃어버리는 것은 정상적 이다. 반면 치매환자는 매우 수동적이 되어 지시가 있어야만 움직이며 새로운 것을 시도하지 못한다.

■ 치매의 의학적 유형

① 알츠하이머병 (Alzheimer's Disease)

알츠하이머병은 1907년 독일 신경정신학자인 알로이스 알츠하이머(Dr. Alois Alzheimer)가 51세 여자 환자의 특이한 정신병 사례를 보고한데서 유래한다. 그는 이 여인의 뇌에서 비정상적인 부착물인 플라크 반(斑)과 신경섬유가 얽힌 다발을 발견하였으며, 이것이 뇌기능을 손상시키는 원인임을 밝혔다.

알츠하이머병은 치매증세를 유발하는 가장 흔한 병으로서 현재까지 치료될 수 없는 질병으로 남아있다. 미국인 치매환자의 약 3분의 2는 알츠하이머병으로 인한 것으로 조사되었다. 이 병은 뇌기능이 점진적으로 손상되는 퇴행성 질병으로서 기억력과 사고력의 손상과 함께 행동과 성격의 변화를 가져온다.

알츠하이머병의 증세는 점진적 기억력 상실, 일상 수행능력 저하, 시간과 장소 감각상실, 판단결핍, 성격변화, 학습곤란, 언어능력과 의사소통기능 상실 등이다. 초기에는 가벼운 건망증 증세를 보이다가 말기에는 혼자서 일상생활을 영위하지 못하며 죽음으로 끝맺는다. 다른 치매 유형과 마찬가지로 알츠하이머병은 짧게는 3년에서 길게는 20년 이상 지속된다.

알츠하이머병의 정확한 진단은 뇌세포 조직검사를 통해서만 가능하다. 일반적으로 사후에 부검을 통해서 밝혀지며 드물게는 생체 검사로 확인하기도 한다. 치매증세로 고통받는 사람은 철저한 임상검사를 받아야 한다. 실제 알츠하이머병이라고 의심되었던 사례 중 약 20%는 검사결과 다른 병으로 판명되므로 조기진단이 중요하다.

미국의 경우 알츠하이머병 환자는 약 4～5백만 명 정도로 추산되는데, 그 중 150만 명 정도는 중증의 알츠하이머병으로 고생하고 있다. 이 병은 일반적으로 65세 이상 노년층에서 발생하나 드물게는 젊은 사람에게서도 나타나는 것으로 보고된다 (기록에 따르면 최연소 발병자는 28세임). 나이가 증가함에 따라 알츠하이머병에 걸릴 위험은 증가하나, 알츠하이머병은 정상적인 노화과정은 아니다.

연구에 따르면 알츠하이머병에 걸릴 위험은 85세 이상 노인에게는 48%가량 되며, 75세 이상은 25%, 65세 이상 노인은 10%정도이다. 미국의 65세 이상 노인의 경우 알츠하이머병은 네 번째로 높은 사망요인이며 세 번째로 경비가 많이 드는 질병이다.

세계보건기구 WHO에서 발표한 바에 따르면, 현재 전세계 인구 중 약 2천 5백에서 2천 9백만 명의 인구가 치매로 고통을 받고 있다. 앞으로 알츠하이머병이 에이즈나 각종 암, 심장병보다도 더 심각한 질병이 될 것이라고 전문가들은 예상하고 있다.

레이건 전 대통령 부인 낸시 여사는 레이건 대통령의 알츠하이머병을 감추기보다는 드러내었으며, 남편의 병으로 인하여 가족들이 함께 돕게 된 것을 감사하고, 서로 간의 감사의 감정을 교환하는 귀중한 시간을 갖게 되었다고 한다. 또한 알츠하이머병의 예방과 치료를 위해 레이건 연구소를 세워 이 병으로 고생하는 환자와 가족들에게 희망을 주고 있다.

이와 같이 어렵고 참담한 질병에 대처하면서 긍정적인 측면을 찾아 적극적으로 의미있는 활동을 하는 사람들이 많이 있다. 앞으로 생명이 더욱 연장되고 노인인구가 증가함에 따라 알츠하이머병은 큰 사회적 문제로 대두될 것이다.

② **다발성 뇌경색 치매**(뇌혈관성 치매)

다발성 뇌경색 치매는 알츠하이머병 다음으로 가장 흔한 치매질환이며 역시 회복이 불가능하다. 다발성 뇌경색 치매(multi－infarct dementia)의 원어명에서 'infarct'란 뇌 속에 혈액공급이 부족하여 죽은 뇌 세포영역을 의미한다. 때로는 뇌혈관성 치매(vascular dementia)라고도 한다. 이 병은 알츠하이머병과는 달리 어느 날 갑자기 찾아오는 특징을 지닌다. 이 병에 걸린 사람은 전에 할 수 있었던 일을 갑자기 할 수 없게 된다.

이 병은 뇌의 혈관이 막혀서 피가 공급되지 못함으로써 발생하는 정신적 능력의 손상이다. 엉킨 핏덩어리나 축적된 지방질이 뇌졸증을 일으키는 원인이다. 뇌졸증은 뇌출혈로 뇌 속에 혈관이 터질 때도 발생한다. 뇌졸증의 주원인은 고혈압, 높은 콜레스테롤 수치, 당뇨, 심장병 등인데 이 중에서 고혈압이 가장 큰 원인이다. 고혈압 이외의 원인으로 다발성 뇌경색 치매가 발생하는 경우는 매우 드물다.

나이가 들면서 동맥의 통로가 좁고 힘이 약해지면서 혈액순환이 나빠진다. 이것이 점점 심화되면 뇌동맥이 파손되거나 막혀 뇌경색이나 뇌출혈로 인한 뇌졸증을 유발한다. 뇌졸증이 일어나면 두통, 현기증, 마비, 저린 느낌 등의 자각증상을 보인다. 뇌졸증은 재발의 가능성이 높으며 치매로까지 발전하게 된다.

혈관성 치매는 뇌졸증을 예방하면 치료될 가능성이 높다. 연속적으로 잦은 뇌졸증의 결과로 팔 다리의 힘이 약해지고, 말도 불분명하게 되는데 이러한 증세는 일반적으로 수 일 이상 지속되지 않는다. 뇌경색 치매로 발전하기 전에 수 차례의 뇌졸증을 경험한다. 뇌경색 치매를 앓는 사람은 잠시 동안은 병세가 호전되는 듯하나 뇌졸증이 심해지면서 점차 악화된다. 전체 치매환자의 4분의 1가량은 알츠하이머병과 뇌경색 치매를 함께 갖고 있다. 뇌경색 치매는

60세에서 75세 사이 노인에게서 흔하게 나타나며 남자가 여자보다 걸릴 확률이 더 높다.

뇌혈관성 치매는 알츠하이머병과 유사한 증세를 보이나 진행과정은 서로 다르다. 뇌졸증을 확인하기 위해서 일반적으로 신경학적 검사와 컴퓨터 단층 사진촬영 (CT scan) 혹은 자기공명영상진찰 (MRI)로 뇌의 구조를 들여다보는 방법을 사용한다. 뇌혈관성 치매는 뇌졸증과 뇌졸증 사이의 안정주기에는 증세가 호전되는 듯이 보이나 방치하였을 경우 결국 증세가 악화된다.

뇌혈관이 막히거나 터져서 뇌세포에 피가 공급되지 않는 상태가 수 시간 이상 지속되면 뇌세포가 죽고 한 번 죽은 세포는 소생되지 않으므로 응급처치에 따라 생사 및 장애 여부가 결정된다.

뇌졸증 환자 중에 여름에는 뇌혈관이 막히는 뇌경색 환자가 많고, 겨울에는 뇌혈관이 터져 뇌 속에 피가 고이는 뇌출혈 환자가 많다. 우리나라 사람의 경우 뇌출혈 환자의 3분의 1은 고혈압성 뇌출혈이며 환자의 60～80%가 숨질 정도로 사망률이 높다. 또한 남성 흡연, 음주, 소금 섭취, 당뇨병 발생 등에서 세계적으로 최상위권에 속하므로 뇌졸증에 걸릴 확률이 높다.

뇌졸증은 기온이 낮은 오전에, 특히 날씨가 쌀쌀해지면서 일교차가 심한 날에 급증한다. 노인이나 흡연자, 당뇨병 환자들은 기온이 떨어지면 외출을 삼가고, 흡연, 과음, 과식을 피하며 혈압관리에 유의해야 한다. 콜레스테롤 수치를 낮추기 위하여 짜거나 기름진 음식, 육류섭취를 가급적 피하며 야채를 많이 먹고 아침식사를 거르지 않는 규칙적인 생활습관을 갖는 것이 중요하다.

평소 운동을 하지 않던 사람이 추울 때 갑자기 운동을 시작해서는 안 되며, 팔 다리를 따뜻하게 해야 한다. 일단 뇌혈관 치매에 걸리면 회복하기는 어려우나 고혈압과 같은 근원적 요인의 치료로 더 이상 악화되는 것을 방지할 수 있다.

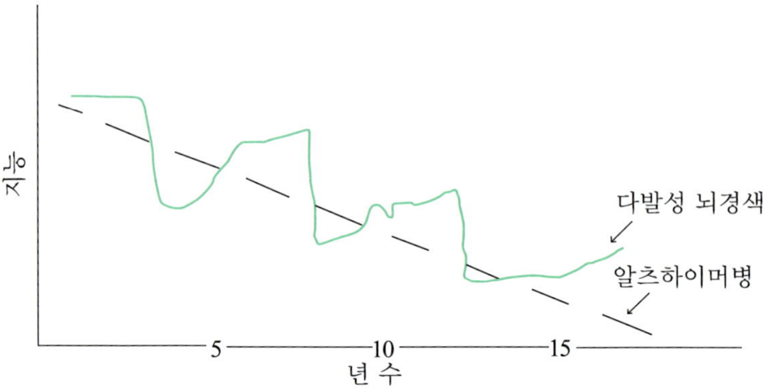

다발성 뇌경색 (뇌혈관성)치매와 알츠하이머병의 과정 비교

자료 : *Berry Reisberg, M.D., A Guide to Alzheimer's Disease, The Free Press, 1981*

③ 파킨슨병 (Parkinson's Disease)

파킨슨병은 뇌질환의 일종으로 중추신경계가 장애를 받아 나타나는 질병이다. 파킨슨병의 원인은 근육활동 조절역할을 하는 중추신경계의 중요한 호르몬인 도파민(dopamin)의 결함에 있다. 파킨슨병은 중년에서 노년에 이르기까지 발생하며, 우리나라에서도 약 10만 명의 환자가 있는 것으로 추산된다. 발병하면 이 중 20~30%는 치매증상으로 발전한다.

이 병에 걸리면 사지 떨림과 관절 마디의 뻣뻣함, 말이 느려지는 언어장애뿐만 아니라 사고력에 문제가 생기며, 계획하고 문제를 해결하는 판단능력이 저하되며, 신체동작에 어려움을 겪는다. 기억력이 부분적으로 감소하는데 파킨슨병의 마지막 단계에서는 심한 인식장애가 나타난다. 생각을 말로 표현하는데 문제가 있다. 의사소통하려고 기억을 더듬는데 어려움이 있으며, 단기 기억도 희미해진다.

파킨슨병 환자에게 사용되는 치료제는 뇌 안에서 도파민으로 전환되는 아미노산의 일종인 레보도파 (levodopa, 또는 엘 도파 [L－dopa]라고도 함)를 함유한 신경의 퇴화를 방지하는 약이다. 이 약은 운동신경이 약화되었을 때 나타나는 근육의 떨림이나 굳음, 균형 결여를 일시적으로 향상시키는데 사용되지만, 정신적 변화가 생기는 것은 억제하지 못한다. 오래 사용하면 저혈압과 환각증세, 춤추는 듯한 무도병 등의 부작용이 나타난다. 파킨슨병은 약이나 수술로 치료가 가능하지만, 원인은 아직까지 알려져 있지 않으며 완전한 치료는 불가능하다.

파킨슨병의 주요 증상

- 안면 얼굴이 굳어져 무뚝뚝한 표정으로 변한다.
- 후두 근육 강직으로 목소리가 작아지고 발음이 분명하지 않다.
- 음식물을 씹거나 삼키기 힘들다.
- 앉았다가 일어나기 힘들다.
- 손가락 근육이 굳어져 단추를 채울 수 없고, 땅에 떨어진 동전을 집을 수 없다.
- 행동이 느려진다. 세수하기, 신발 신기, 식사할 때 상당히 시간이 걸린다.
- 가만히 있을 때도 손이나 발을 떤다.
- 관절염과 우울증을 동반한다.
- 앞으로 꾸부정한 자세에서 팔을 붙인 채 보폭이 좁은 총총걸음을 걸으며 잘 넘어진다.
- 다리에 감각이상이나 통증이 나타난다. 손을 떨거나 발이 끌리는 증상이 처음에는 한 쪽에만 오기 때문에 뇌졸중으로 오인할 수 있다.

예전에 TV에서 프로권투 헤비급 세계 챔피언이었던 무하마드 알리가 애틀랜타 올림픽에서 몸을 떨며 간신히 성화를 점화하는 장면이 나왔던 것을 기억할 것이다. 딱딱하게 굳은 표정과 어눌한 말투, 떨리는 손과 굼뜬 행동, 매사에 느리며 앞으로 구부정한 자세, 짧은 보폭으로 팔을 흔들지 않고 걷는 느린 걸음걸이로 전형적인 파킨슨병의 증상을 보여 주었다.

근래에 신문에서 투병중인 알리가 파킨슨병 퇴치운동에 활발히 참여해 왔으며, '유엔 평화의 사자' 훈장을 받을 정도로 세계 여러 곳에서 파킨슨병 퇴치 캠페인에 참가하고 있다는 훈훈한 소식을 읽을 수 있었는데 파킨슨병을 지닌 사람들에게 많은 희망을 주고 있다.

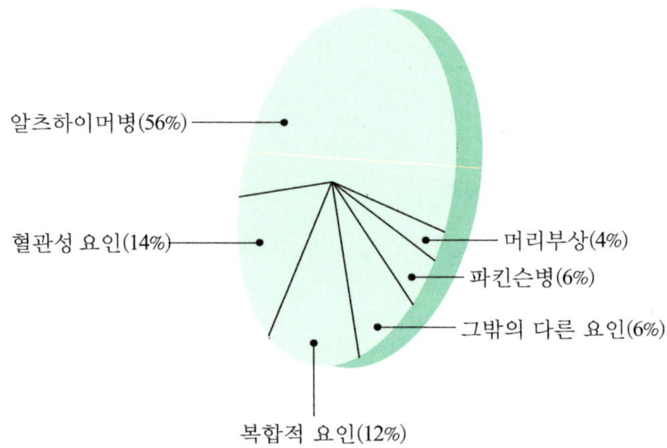

치매를 유발하는 다양한 원인들

자료 : *Advances, Vol. 18, No.2, Alzheimer's Association, 1998, p. 7.*

④ **헌팅톤병** (Huntington's Disease)

헌팅톤병은 대체로 치매를 일으키는 유전인자를 포함하고 있는데, 이 유전인자의 장애가 신경조직에 영향을 주어 뇌를 퇴화시키는 병이다. 부모 중 헌팅톤병이 있으면 50%의 높은 유전 가능성을 보이는 유전병이다. 이 병은 일반적으로 40대에 나타나지만 유아 혹은 아주 나이가 들어서 시작되는 경우도 있다. 모든 헌팅톤병 환자가 치매를 보이는 것은 아니나, 환자가 오래 살면 치매로 발전할 확률이 매우 높다.

헌팅톤병의 진단은 먼저 가족병력을 검사하고, 특이한 운동장애 여부를 확인한 다음으로 컴퓨터 단층촬영으로 검사한다. 최근 연구에 따르면 헌팅톤병은 4번 염색체 유전자의 특이한 유전적 손상에 기인한 것으로 밝혀졌다. 헌팅톤병에서 나타나는 운동장애와 정신적 증세들을 약으로 조절할 수는 있으나 이 병의 진전을 막는 치료법은 아직 개발되지 않았다.

헌팅톤병의 주요 증상

- 지적 능력이 감퇴하며 기억력 장애와 판단능력 저하가 나타난다.
- 불규칙적이고 무의식적인 사지 움직임이 있다.
- 비정상적인 근육 움직임과 안면근육의 움직임이 있다.
- 근육이 뻣뻣해진다.
- 성격변화가 생긴다.
- 분명하지 않은 발음을 빨리 한다.

⑤ 픽 병(Pick's Disease)

전체 치매환자 중에 알츠하이머병이 50～60%를 차지한다면 픽 병은 약 5%정도에 불과하다. 픽 병은 헌팅톤병이나 알츠하이머병보다는 희귀한 병으로 원인은 아직 밝혀지지 않았다. 픽 병에 걸린 환자는 전두엽의 뇌가 줄어들고 병이 진전함에 따라 뇌의 구조가 변하며, 특히 전두엽과 측두엽의 뇌조직이 없어진다.

픽 병은 컴퓨터 단층촬영으로 변화상태를 알 수 있다. 픽 병은 알츠하이머병과는 달리 초기에 기억력 쇠퇴보다는 성격과 행동 적응에서 더 심한 장애를 보인다. 병이 진전됨에 따라 치매로 발전하며 알츠하이머병과 같이 부검이나 생검을 통해서만 확실한 진단이 가능하다. 픽 병은 보통 40～60대에 나타나며 75세 이후에는 매우 드물다. 발병 후 일반적으로 5, 6년 이내에 사망하나 8년 이상 사는 사람도 있다.

알츠하이머병은 연령이 높아질수록 발병 가능성이 높으나 픽 병과 헌팅톤 병은 중년에 증가하고 이후 점점 줄어들며 남자보다 여자에게서 더 많이 나타난다. 알츠하이머병 환자는 대개 약간의 기억력을 지니면서 행동이 혼란하고 격렬한 반면, 픽 병에 걸리면 행동의 자발성이 떨어지며 기억력을 상실하고 전적으로 수동적이 된다.

픽 병의 주요 증상

- 자제심이 없어지는 성격변화가 일어난다.
- 감정적 결함을 보인다.
- 생각을 잘 표현하지 못한다.
- 같은 소리를 되풀이하며, 의사소통에 문제가 생긴다.
- 점점 말을 못하게 되며 움직이지 못하게 된다.

자료 : *Leonard L. Heston & June A. White, The Vanishing Mind, 1983, p.72.*

⑥ 크로이츠펠트－야콥병 (Creutzfeldt－Jacob's Disease)

크로이츠펠트－야콥 병은 40～60세에 많이 발생하며 치명적인 뇌 장애를 가져오는 병으로, 백만 명에 한 사람 나타날까 말까 하는 매우 희귀한 병이다. 병이 발병하기 전에 오랜 잠복기간을 거치는데 일단 발병하면 대부분 1～2년 이내에 사망하며 드물게 8년까지 살기도 한다.

이 병의 감염체는 바이러스보다 작고 가열이나 자외선으로도 살균되지 않는 프라이온(prion)이란 단백질 분자다. 그러나 이 병이 어떠한 경로로 감염되는지 아직 모르기 때문에 현재로서는 병의 진전을 막을 수 있는 치료법이 없다. 광우병에 감염된 소를 사람이 먹으면 크로이츠펠트－야콥 병과 같은 증세를 보인다는 보고도 있다. 크로이츠펠트－야콥 병의 확실한 진단은 부검을 통한 뇌 세포 검사에 의해서만 가능하다.

크로이츠펠트－야콥 병의 주요 증상

- 기억력이 떨어지고 행동의 변화가 온다.
- 정신적 쇠퇴가 빨리 진행되어 이상행동을 보이고 우울증에 빠진다.
- 근육조절기능의 결함이 관찰되며 근육경련이 일어난다.
- 앞이 안보이거나 팔과 다리에 힘이 없어진다.
- 혼수상태에 빠진다.

⑦ 정상압뇌수종 (Normal Pressure Hydrocephalus)

정상압뇌수종은 매우 드문 병으로 뇌척수 액의 정상적인 흐름에 폐색(閉塞)이 발생하여 보행과 소변 자제에 어려움을 겪는데 치매의 원인이 되기도 한다.

이 병의 원인은 뇌척수 액에 쌓인 체증인데, 뇌막염, 뇌염, 머리 부상 등 다양한 요인들이 원인으로 지목된다. 현재 자기공명 영상 진찰을 통하여 병을 확인할 수 있다. 이 병의 치료법으로는 뇌수술을 통하여 뇌 수액의 흐름을 전환시키는 방법이 있다.

2. 치매의 원인 및 진단과 대응

■ 치매의 원인

치매의 원인 중 가장 큰 위험요인은 연령이다. 치매 발병률은 65세에서 85세 사이에는 매 5년마다 두 배씩 증가한다. 희귀하지만 30대와 40대에 발병하기도 하는데 이는 유전인자와 관련이 있다.

최근 연구에 의하면 치매환자의 약 15%가 이 질병에 대한 가족병력을 가지고 있으며, 이러한 부모를 둔 자녀의 경우 유전적 요인이 50%정도 작용하는 것으로 밝혀졌다.

치매는 개인적인 유전적 요인 이외에 여러 가지 요인들로 인해 발병한다. 많은 전문의들은 치매가 심장병과 암처럼 복합적인 질병이라고 생각하여 여러 요인들의 상호작용으로 발병할 수 있다고 본다. 연령, 유전 다음으로 머리부상이나 고혈압 등이 새로운 위험요인으로 의심되고 있다.

한편 교육을 많이 받은 사람이나 책을 많이 읽는 사람은 위험도가 낮은 것으로 나타난다. 어떤 연구자들은 치매가 감정적 흥분과 스트레스, 환경적인 이유, 독성 물질의 영향, 감염 등으로부터 온 결과라고 주장한다. 그러나 이러한 것들이 치매의 직접적인 원인이라는 확실한 증거는 아직 없다. 한편 인체는 음식을 섭취하면 아미노산으로 분해시켰다가 필요할 때 단백질로 만드는데, 치매환자의 경우 비정상적인 아밀로이드(amyloid) 유사 녹말체가 축적된 것이 뇌에서 발견되어 이것이 원인이라는 설도 있다.

치매의 위험요인		
확실한 위험요인	예상되는 위험요인	가능한 위험요인
• 연령 (노령) • 유전 (치매병력) • 우울증 병력 • 다운증후군 가족병력	• 의식불명의 머리부상 • 비정상적인 단백질 • 갑상선 기능저하증 • 낮은 교육수준	• APO－e4 대립 유전자 • 알루미늄 • 바이러스 • 에이즈 • 영양장애 • 신경전달 물질 • 흡연 • 출산시 어머니의 연령 (40세 이상)

① 연령과 성별

미국의 치매발병에 관한 최근 통계에 따르면, 65～74세의 노인 중 10%이 치매환자이며, 85세 이상 노인의 거의 절반이 치매에 따른 장애로 고통을 받고 있다. 미국 샌디에고 대학의 캇츠만(Katzman) 교수는 앞으로 25년 이내에 치료방법을 찾지 못하면 2천 2백만명 이상의 사람들이 세계적으로 이 병을 앓게 될 것이라고 예측하였다.

치매의 발병 가능성은 60세에서 75세까지 남녀 모두 비슷하나, 75세가 넘으면 여성이 남성보다 더 높다. 한 연구에 따르면 여성의 경우 폐경기 이후 에스트로겐의 부족으로 뇌 손상이 퇴행성으로 진행되기 때문에 발병률이 더 높다고 한다. 여성이 남성보다 치매의 발병률이 높은 것은 여성의 수명이 더 길기 때문이라는 주장도 있다.

② 유전

치매 환자를 유전적인 관점에서 세 유형으로 나누면 다음과 같다. 첫째, 상(常)염색체의 유전적 감염이 명백한 경우; 둘째, 상염색체의 유전적 감염이 충분치 않은 경우; 셋째, 유전적 위험이 이따금씩 나타나거나 또는 전혀 나타나지 않는 경우이다.

대체로 첫째의 경우는 약 5%, 둘째 경우는 35%를 차지하며 나머지 60%의 환자는 셋째 유형에 속한다. 치매환자가 있는 가족들은 이 병이 유전되어 자신이나 자녀에게 발병되지 않을까 걱정한다. 일반적으로 치매에 걸릴 가능성은 65세 연령층 노인 100명 중 1~2명 꼴로 낮으나, 가까운 친척 중 이 병에 걸린 사람이 있는 집안에서는 100명 중 8명 꼴로 위험도가 높아진다. 따라서 집안에 한 명 이상 치매에 걸린 내력이 있을 경우 유전적인 가능성을 확인하기 위하여 의사와 상의해 보는 것이 좋다.

미국 치매협회에서 발간하는 진보(Advances) 라는 전문지에 따르면 지금까지 네 가지 유전인자가 치매와 연관되어 있는 것으로 확인되었다. 그 중 1번, 14번, 21번 염색체의 유전적인 돌연변이로 인한 치매는 젊은 나이에 치매 발병과 연관이 있으며, 나머지 하나는 노령 치매와 관계가 있다. 이들 유전자들을 살펴보면 다음과 같다.

- 1번 염색체에 위치한 유전자의 돌연변이와 그들이 만들어내는 단백질인 PS2(Presenilin 2)가 치매유발과 관계된다. 이 유전자의 돌연변이를 보이는 볼가계 독일인 소수민족 후손들에게서 40~50세에 치매가 발병하는 것으로 보고되었다.
- 14번 염색체에 위치한 유전자 돌연변이와 그들이 만들어내는 단백질인 PS1(Presenilin 1)가 치매유발과 관계된다. 이 유전자의 돌연변이를 가진 사람은 주로 젊은 연령인 28~50세 사이에 치매가 발병되는 것으로 나타났다.
- 21번 염색체에 위치한 비정상적인 단백질인 아밀로이드 선구

물질 (Amyloid Precursor Protein : APP) 유전자가 40~65세 사이에 치매를 유발시킨다. 다운증후군을 가진 사람은 염색체 21번에 여분의 염색체가 한 개 더 있어서 여분의 APP 유전자를 만들게 되므로 비록 오래 산다고 해도 치매 발병확률이 100%이다.

- 나이가 들어 발병하는 치매의 경우, 19번 염색체에 위치한 아포리포 단백질 유전자(Apolipoprotein E4 or APOE－e4)가 원인이다. 이 염색체의 비정상적인 상태가 치매의 원인이지만 이로 인하여 치매가 항상 유전되는 것은 아니다. APOE－e4 유전자를 가진 사람은 치매의 위험은 있으나 반드시 발병으로 이어지지는 않는다. 대부분의 치매가 65세 이후에 오므로 늦게 발병하는 유전인자에 대한 연구가 활발하다.

1993년에 로제스 박사 (Dr. Allen Roses)와 듀크 대학교 연구조사팀은 치매에 중요한 역할을 하는 APOE 라고 불리는 정상적인 콜레스테롤 운송 단백질이 치매환자의 뇌 속에 축적되어 있다고 보고하였다. APOE는 세 가지 대립유전자 e2, e3, e4로 되어 있다. e2 대립유전자는 치매의 위험이 적으며, e3는 위험이 중간 정도이고, e4는 위험이 거의 두 배나 된다.

노년에 발병한 환자는 APOE－e4 대립유전자가 아밀로이드와 더 빨리 결합하여 뇌 속에 빠르게 축적되어 치매에 걸릴 확률이 커진다. 그러나 이 유전자가 단독으로 이 병의 원인이 되는 것은 아니다. 왜냐하면 e4를 가진 사람으로 치매에 대한 아무 징조없이 80세까지 사는 사람들이 많기 때문이다.

③ 비정상적인 단백질

치매의 원인이 되는 플라크는 아밀로이드로 알려진 단백질의 불투명한 부착물이다. 이러한 플라크가 얽히고 축적되어 치매로 진행될 수 있다. 치매의 원인이 기억력과 관계되는 뇌 영역에 존재하는 아밀로이드와 신경염 플라크에서 발견된 아밀로이드의 과다 공급 때문이라는 주장도 있다.

베타－아밀로이드 펩티드(beta－amyloid peptide)라고 불리는 단백질은 치매 환자의 뇌를 가득 메우는 아밀로이드 플라크의 주요 구성 성분이다. 이 단백질은 또 다른 단백질인 아밀로이드 선구물질(Amyloid Precursor Protain : APP)로 부터 파생되어 만들어진다.

최근까지 연구자들은 치매환자의 뇌에서만 베타－아밀로이드 펩티드가 형성된다고 생각했는데, 이것이 일반 세포에서도 정상적으로 생성되고 분비된다는 것으로 밝혀졌다.

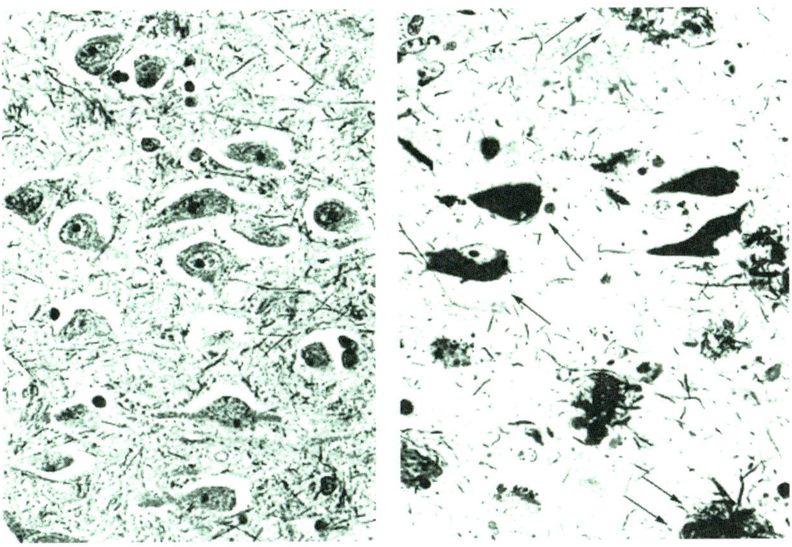

뇌 조직 안에서 신경원섬유 변화

오른쪽 그림은 알츠하이머병 환자의 뇌며 한 개의 화살표는 뇌에 생성된 신경섬유가 얽힌 현상이다. 두 개의 화살표는 노쇠한 플라크이다. 왼쪽의 그림은 정상인의 것이다.

자료 : *Leonard L, Heston & June A. White, The Vanishing Mind, 1983, p. 17*

이 물질은 뇌척수액과 혈액에서도 발견되었다.

베타－아밀로이드 펩티드가 뇌 세포를 죽이는 원인인지 여부는 분명치 않다. 그러나 이러한 과정을 유추하여 볼 때 APP 돌연변이가 치매를 유발하는 하나의 요인임에는 틀림없다.

신경 섬유의 얽힘은 꼬여진 신경세포 섬유가 쌓인 것, 즉 이중 나선형의 사상체(絲狀體)로 불리는데 신경단위 세포에서 발견된다. 이는 신경염 플라크가 세포체로부터 손가락처럼 펼쳐져 있는 것을 발견할 수 있다.

④ 다운 증후군 (Down's Syndrome)

다운증후군은 출생아 1000명 중에 1명 꼴로 발생한다. 개인마다 조금씩 차이는 있으나 부검하여 보면 다운증후군과 치매환자의 뇌는 거의 같은 형상을 보인다. 대부분의 다운 증후군 환자는 노령이 되기 전인 20대에 이미 아밀로이드 플라크가 축적되기 시작해서, 정상적인 노화가 일어나기 이전인 30대나 40대에 아밀로이드 플라크가 뇌 속에 축적되어 일찍 죽게 된다.

이 노쇠한 플라크의 조기 축적과 신경소 섬유의 얽힘이 유전인자로 작용하고, 여분의 21번 염색체와 더불어 치매를 발생시킨다. 따라서 다운증후군을 가진 사람은 치매를 피할 수 없다. 치매환자에게서 뇌신경 전달물인 아세틸콜린의 부족이 발견되는데, 이것 역시 다운증후군을 가진 사람에게서도 비슷하게 발견된다.

⑤ 낮은 학력 수준

치매 발병 위험은 학력 수준이 낮은 사람들에게서 뚜렷이 높다. 반대로 고학력자는 치매 발병 위험이 상대적으로 낮다. 인디아나 대학 연구팀이 2,200명의 농촌지역에 거주하는 중학교 1학년 이하의 교육을 받은 65세 이상의 흑인들을 조사한 결과 이들은 도시에 사는 교육 받은 사람보다 치매 발병 가능성이 6.5배나 높은 것으로 나타났다.

우리나라에서도 서울대와 한림대 연구팀이 경기도 연천군에 거주하는 65세 이상의 노인 1,037명을 면접 조사한 결과, 정규교육을 받지 못한 사람은 발병위험이 정규교육을 받은 사람보다 4배나 높았다. 혈관성 치매의 경우 무학력자는 12.4배, 중풍을 앓은 사람은 13.8배, 흡연기간이 20～40년인 사람은 3.4배로 조사됐다.

유사한 생활환경에서 생활하는 수녀들을 대상으로 한 연구에 따르면 저학력 수녀들이 고학력 수녀들보다 두 배나 심한 인식능력 장애를 일으킨다고 한다. 젊었을 때 쓴 자서전적인 글에서 낮은 사고력과 낮은 수준의 문법을 사용한 저학력 수녀들은 나이가 들어 치매로 진전되는 경우가 높았다. 이 연구에서 운동과 균형잡힌 식사, 뇌를 건강하게 하기 위한 정신적 자극이 치매를 줄이는 중요한 요인으로 밝혀졌다.

이 수녀원에서 가장 나이 많은 수녀가 105세로 세상을 떠났으나 아무런 치매흔적이 없었는데, 이 수녀는 죽을 때까지 기쁘게 뜨개질을 가르쳤고 평생 남을 위해 봉사를 했다.

⑥ **알루미늄** (중금속 화학물질)

치매환자의 뇌에서 중금속 화학 물질인 알루미늄, 망간, 수은 등 광물성 독성물이 기대치보다 더 많이 발견되면서 이것이 치매와 관련되는 것으로 의심되고 있다. 연구에 따르면 치매환자의 신경소섬유 얽힘을 보이는 신경단위 속에 알루미늄이 축적되는 것으로 나타났다.

일부 연구자들은 소화가 잘 안 될 때 복용하는 제산제, 냄새 제거용 발한 억제제, 알루미늄 식기 등을 사용하면 몸 속에 알루미늄이 축적되어 해가 온다고 주장하지만 확실치는 않다. 알루미늄 자체가 치매의 원인이기보다 치매의 결과 알루미늄이 축적된 것으로 볼 수도 있다.

치매환자의 몸에서 알루미늄을 제거하는 치료가 환자에게 아무런 이득이 없으며, 오히려 심각한 부작용을 가져올 수도 있다. 현재 알루미늄 위험을 주장하는 이론과 알루미늄이 지장 없다고 주장하는 반대이론이 맞서고 있다.

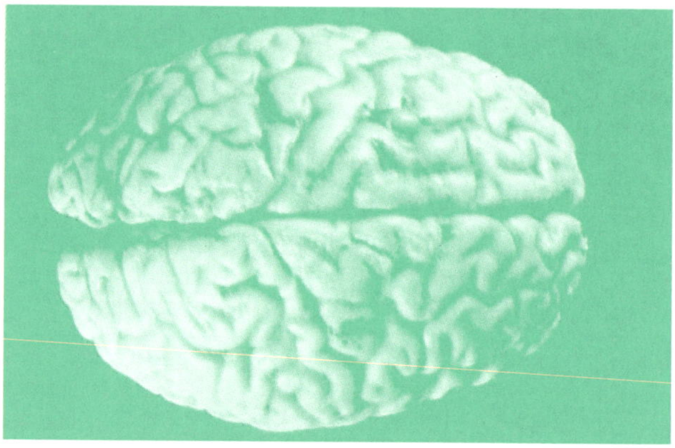

정상인의 뇌

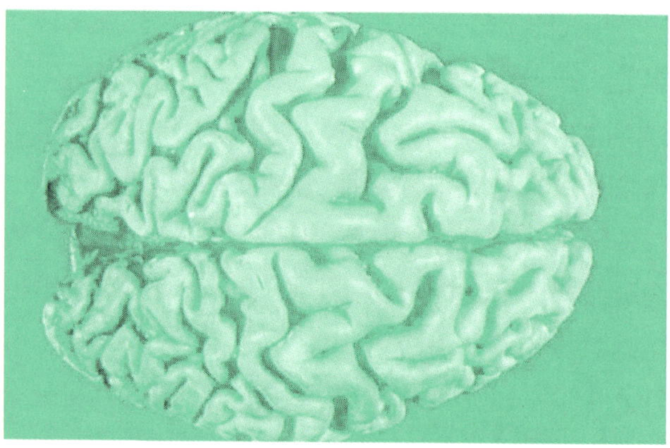

치매환자의 뇌(정상인보다 뇌가 줄어들고 골이 넓어짐을 알 수 있음)

자료 : *Lisa P. Gwyther, Care of Alzheimer's Patients: A Manual for Nursing Home Staff, 1985, p. 66.*

⑦ 바이러스 가설

크로이츠펠트－야콥 병이나 쿠루 병은 바이러스에 의해 감염이 되며 치매의 원인이 된다. 프라이온(Prions)은 바이러스보다 더 작은 생명체다. 이 생명체 조각들이 치매의 원인이 될 수 있다고 보나, 아직까지 완전히 증명된 것은 아니다.

치매의 감염성 여부에 관한 연구에 많은 노력을 기울이고 있으나, 현재까지는 이 가정을 — 즉 치매가 바이러스, 프라이온, 혹은 다른 감염성 미생물에 의한 것인지 뒷받침할 만한 아무런 증거도 찾지 못했다.

⑧ 머리부상

몇 명의 권투선수들에게서 치매 혹은 신경섬유 얽힘이 진전되는 것을 확인하였으나 그들의 뇌에서 플라크를 발견하지는 못하였다. 머리부상이 치매를 유발한다는 주장이 확인되지는 않았으나, 같은 나이의 보통 사람들보다 치매환자 중에 머리부상이 잦았던 사람이 많다는 보고가 있다. 성인 때 의식 불명의 머리부상으로 인하여 갑자기 아밀로이드 플라크가 만들어 질 수 있다. 이들은 머리 부상을 안 당한 사람 보다 3배나 치매에 걸릴 위험이 있다.

치매의 증상과 진단

① 치매의 증상

치매는 갑자기 나타나는 것이 아니라 점진적으로 시작된다. 무엇인가 잘못되고 있다고 깨달을 때까지는 대개 발병 후 몇 달이 걸린다. 치매의 일반적 증상은 기억력 장애와 지적 능력감퇴, 정서적 불안정, 성격 및 행동 변화이다. 이러한 변화의 정도와 진행속도는 환자에 따라 매우 다양하다. 다음에서는 치매를 세 단계로 구분하여 간단히 서술한다.

치매의 단계별 증상

초기증상

- 자주 잊어버린다.
- 약간의 성격변화가 나타난다.
- 감정적 혼란이나 스트레스가 증가한다.
- 정확한 단어를 구사하는데 어려움이 있다.
- 자주 쓰는 물건을 잘못 두거나 잃어버린다.
- 숫자계산에 어려움을 느낀다.
- 외출을 하거나 타인과 만나는 것을 꺼린다.

중기증상

- 기억력 상실이 두드러지게 심하다.
- 상황에 맞지 않으며 적절치 못한 언어사용이나 행동을 한다.
- 기본적인 일상생활 수행능력을 상당부분 상실한다.

- 불안, 초조해 하며 배회한다.
- 낮과 밤을 혼동하며, 친구나 친척을 알아보지 못한다.
- 환각을 경험하고 주위사람을 의심한다.

말기증상

- 상대의 말을 이해하지 못하며 자신의 의사를 말로 표현할 수 없다.
- 근육조절능력을 잃어버려 움직이기 어려우며 대·소변을 가리지 못한다.
- 자신을 돌보는 기본적인 능력조차 상실한다.
- 물과 음식을 먹고 삼키는데 어려움을 겪는다.
- 가족을 알아보지 못한다.

② 치매의 진단

현재 치매를 확실히 진단할 수 있는 단일한 검사는 없다. 환자의 뇌세포를 검사하는 길만이 플라크와 신경섬유 얽힘의 출현을 확인할 수 있는데 이는 부검을 통해서만 가능하다. 부검만큼은 확정적으로 진단을 내릴 수는 없지만 생체검사를 하면 어느 정도 진단이 가능하다. 정확한 진단을 위해서는 환자의 병력에 대한 검토와 철저한 신체건강진단 및 신경정신학적 검사를 받아야 한다.

환자의 병력은 환자 및 가족의 과거와 현재의 의학적 문제를 검토하며, 신경정신학적 검사는 운동근육기능, 즉 근육운동의 조정작용과 균형 및 감각기관의 능력을 검사한다. 또한 환자가 숫자나 사물을 기억하며 시간 관념, 장소나 사람을 인식하는 능력 등을 검사한다. 예를 들면, 추석은 언제며, 본인의 생일은 언제인지 등을 물어본다.

혈액과 소변검사를 통하여 빈혈과 감염 여부를 확인하고, 간과 콩팥의 문제, 당뇨, 기타 여러 신체 상태들을 체크할 수 있다. 비타민 결핍증도 치매를 유발할 수 있으므로 비타민 B_{12}의 수준도 조사한다. 흔한 경우는 아니나 치매와 비슷한 증상으로 갑상선 문제, 뇌종양, 뇌혈관 병, 악성 빈혈, 우울증 등과 같은 다른 의학적 문제가 원인일 수도 있으므로 정확한 진단이 매우 중요하다.

이밖에 뇌척수 액체에서 아밀로이드 베타의 형체를 확인하는 검사도 있다. 물론 이런 테스트 방법이 아밀로이드와 관련된 다른 질병들과 치매를 확실히 구별할 수는 없으나, 치매환자의 경우 베타 아밀로이드가 뇌 세포를 죽인다는 설이 있으므로 다른 시험결과의 보조자료로 이용된다.

뇌의 비정상 여부를 탐색하는데 사용되는 기구로는 뇌 촬영(CT Scan), 뇌파검사(EEG), 자기공명 영상진찰(MRI) 등과 양전자 방사 단층촬영(PET)이 있다. 이들은 뇌의 구조보다는 뇌의 활동을 측정한다. 뇌 촬영은 고도로 정밀하게 뇌의 사진을 찍을 수 있고 뇌에 관한 직접정보를 얻을 수 있으면서도 상대적으로 저렴하므로 널리 시행된다.

한편 MRI는 뇌 촬영과 유사하나 엑스레이 대신 자석 에너지를 사용하므로 방사선으로 인한 부작용의 문제를 피할 수 있다. 최근 뇌 속에 피의 흐름을 잴 수 있는 SPECT(single photon emission computed tomography)가 치매를 유발시키는 기억력 문제를 확인시켜 줄지도 모른다는 연구가 있다.

일반적으로 PET Scan은 치매를 진단하는데 사용되며, 뇌 촬영은 치매병이 아닌 상태를 진단하는데 더 유리하다. 이러한 검사는 치료가 가능한 노인성 치매를 확인하는데 중요한 정보를 제공할 수 있다.

전문가들은 치매에 대하여 90%까지 정확한 진단이 가능하다고 한다. 미국에서는 어떤 심각한 질병을 진단받으면 대개 다른 전문가의 의견을 한 번 더 듣는 것이 관례이나, 우리나라에서는 같은 질병을 다른 병원에서 진단받는 것이 보험관계 등의 문제로 제한되어 있어 용이하지 않다. 하지만 치매와 같이 확증이 어려운 질병은 정확한 진단을 위하여 다른 의사로부터 혹은 같은 의사에게도 시차를 두고 재차 진찰을 받아보는 것이 장래를 계획하는데 중요하다.

사실상 다시 검사받기 위해 기다린다는 것은 환자와 간병인에게는 큰 스트레스이다. 그러나 기억력과 사고력의 문제는 매우 심각한 문제이므로 적절한 치료와 준비를 위하여 확증이 필요하다. 어떤 증상은 치료될 수 있는데도 불구하고 정확한 평가를 못 받아 치료의 기회를 잃기 때문이다.

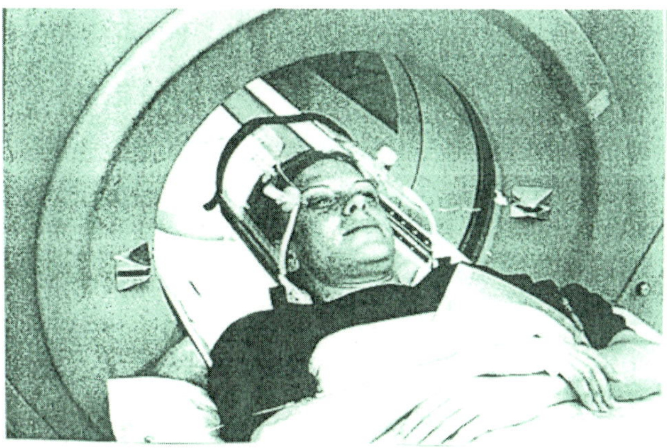

PET (positron emission tomography) 스캐너

자료: *William A Check, Alzheimer's Disease, 1989, p. 59.*

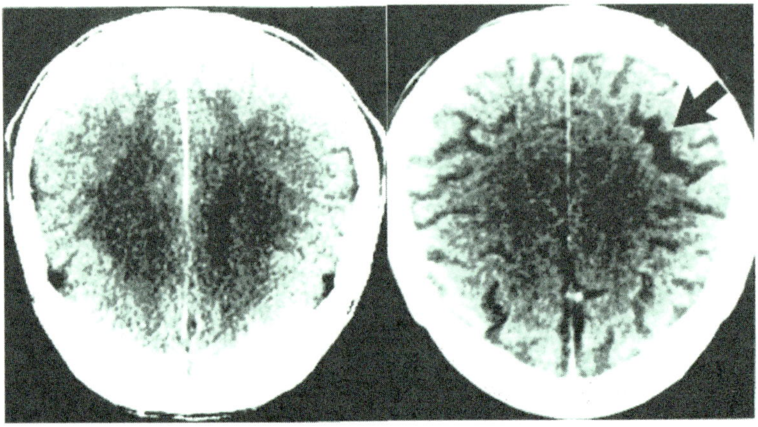

CT Scan 으로 본 뇌

(왼쪽) 정상인의 뇌, (오른쪽) 치매 진행 중인 줄어든 뇌

자료 : *Leonard L. Heston & June A. White, The Vanishing Mind, 1983, p.54~55.*

■ 치매의 치료와 예방

① 치매의 치료

치매의 원인을 정확히 규명하지 못하고 있는 현 단계에서 치매를 치유하는 치료법을 기대하기는 어렵다. 지금까지 치매를 치료하기 위하여 많은 약들이 나왔으나 부작용이 심하거나 효과가 별로 없어 치매로 인한 정신적 퇴화를 막거나 호전시키지 못하고 있다. 다만 희망적인 소식은 최근에 새로 나왔거나 현재 개발 중인 치료제들이 치매증상에 보다 효과적으로 대응한다는 점이다. 다음에서는 이러한 치료제들을 간단히 알아본다.

타크린(Tacrin)은 1993년 미국식품의약국에 의하여 치매증상의 치료제로 본격적으로 발매된 최초의 의약품이다. 코넥스(Cognex)라는 상표로 판매되는 이 약품은 치매환자의 생각하는 기능을 높이는데 일시적인 효과를 보이는 것으로 증명되었다. 그러나 초기에서 중기의 일부환자에게 6개월 정도 효력이 있는 것으로 나타났을 뿐 이후에는 다시 증세가 악화된다고 한다. 연구에 따르면 이 약이 일부환자에게는 도움이 되었으나 많은 환자들에게 효과가 없었다. 아직까지 타크린이 치매의 진전을 늦출 수 있다는 뚜렷한 증거는 없다. 일부 환자의 경우 이 약을 복용하고 간염에 걸리기도 하며, 또 다른 부작용으로 구토, 설사, 복통, 간 기능 이상을 보인다.

치매의 또 다른 치료제로 일본에서 개발된 아리셉트(Aricept)는 1996년 말 미국식품의약국의 승인을 받아 전세계적으로 판매되고 있다. 임상실험 결과 이 약을 복용한 환자 중 4분의 1은 현저하게 증상이 개선되었으나 나머지 4분의 3에게는 효과가 없는 것으로 나타났다.

이 약은 기존의 치료제인 타크린에 비해 간에 미치는 독성이 없고 하루에 한 번 복용하므로 간편하며 약품의 독성 때문에 환자가 수시로 간기능 검사와 혈액검사를 받아야 하는 불편함은 없다. 그러나 메스꺼움과 구토, 설사 등의 부작용이 있다.

이 약은 또 다른 약들과 상호작용을 잘 하지 못하여 다른 약들과 같이 사용하면 많은 부작용을 동반한다. 이 치료제 역시 치매를 치유하지는 못하며, 다만 증상을 다소 개선시키거나 더 이상 악화되지 않도록 할뿐이다. 이러한 효과도 초기와 중기의 환자에게만 한시적으로 작용하는 것으로 밝혀졌다. 현재 이 약품과 비타민 E를 함께 복용하는 연구가 진행 중에 있다.

미국식품의약국은 엑셀론(Exelon)을 타크린과 아리셉트에 이어 세 번째의 치매 치료제로 2000년 4월에 승인했다. 기타 현재 연구중인 다른 여러 약들도 빠른 시일 내에 미국식품의약국에 검토를 마치고 시판될 것으로 예상된다. 이러한 신약들은 치매 발병의 초기나 중기 초반에 인식기능이나 행동, 일상생활능력을 증가시킨다고 한다.

연구에 따르면 에스트로겐이나 비타민 E, 알파－토코페롤, 아스피린, 이보프로펜, 니코틴 등이 치매의 발병을 늦추거나 예방효과가 있다고 하나, 아직까지는 이러한 약들이 치매를 예방하거나 병의 경과를 늦춘다는 확증은 없다. 에스트로겐은 기억력과 깊은 관계가 있다는 보고가 있다.

니코틴은 뇌 속에 있는 화학물질과 결합하여 비정상적인 플라크 형성을 차단하는 효과가 있다고 하는데, 이는 시험관속에서 나타난 결과일 뿐 사람의 뇌 속에서도 동일한 결과를 보일지는 아직 분명치 않다. 연구에 따르면 흡연자는 금연자보다 인식능력이 크게 떨어진다.

영국 옥스퍼드대학의 리처드 피토 박사는 1951년부터 1998년까지 34,000명을 대상으로 조사한 결과, 흡연이 치매를 예방하는데 전혀 도움이 되지 않는 것으로 결론 내렸다. 흡연기간이 30년 이하인 사람은 비흡연자보다 치매에 걸릴 확률이 3배나 많으며 흡연기간이 40년 이상인 사람은 4.6배나 높다는 연구결과도 있다. 또한 술을 많이 마신 사람은 술을 마시지 않는 사람보다 치매에 걸릴 확률이 3배나 높다.

근래에 원광대학 연구팀은 치매를 예방하고 치료하는데 탁월한 효과가 있는 한방 치료제를 개발했다. 식물에서 추출한 생약은 뇌혈류를 개선하고 신경정보전달 물질인 아세틸콜린 분비를 촉진시켜 치매를 치료하는 효과가 있다고 한다. 65세 이상 치매환자 20명에게 4주 동안 투여하여 최소신경상태 측정을 한 결과 기억인지능력이 80%나 향상되었다고 보고하였다. 이 생약이 아세틸콜린 분비를 76.9%까지 증가시켜 기존 치료제보다 훨씬 높은 효능을 보이며 부작용과 독성이 없어 장기간 복용할 수 있다고 하니 기대가 크다.

과학적으로 은행 추출물로 만든 약이 알츠하이머병 환자의 인식력을 높이는데 도움이 된다는 연구도 한창이다.

생선 중 오메가－3가 함유된 연어, 청어, 고등어는 혈액의 막힘을 줄여주고 당뇨환자, 관절염 환자, 우울증 환자, 유방암 환자에게 도움이 된다는 새로운 연구가 나오고 있다.

비록 현재 알츠하이머병이나 뇌혈관성 치매에 관한 치료법을 찾지는 못하고 있으나 증상을 완화시키고 고통을 줄이는 치료는 가능하다. 치매의 이차 증상으로 나타나는 우울증, 환각, 불안, 걱정, 불면 등에 항우울제나 항정신병 치료제들이 효과가 있다. 이러한 약들은 문제행동을 조절할 수는 있으나 대신 기억상실, 혼동, 대소변의 실금, 어지러움 등 많은 부작용을 동반한다.

한편 전문가들은 약물 이외에도 편안한 마음을 유지시켜 줄 수 있는 신체 운동이나 요가, 명상 등 비약물 치료로 환자를 진정시키고 증상을 다소 약화시킬 수 있다고 한다.

이러한 모든 치료에 기본 전제는 적절한 영양섭취와 함께 신체적 운동과 사회생활을 통한 건강 유지이다. 현재로서는 치매에 대한 완전한 치료제를 발견하는데 앞으로 얼마나 많은 시간이 걸릴지 아무도 예측할 수 없다.

② 치매의 예방

치매의 원인을 정확히 모르므로 이 병에 대한 효과적 예방법 또한 아직 분명히 밝혀져 있지 않다. 다만 지금까지 연구된 바에 따르면 치매발명의 가능성을 높이는 위험 요소로 낮은 교육수준, 머리부상, 고혈압 등이 대표적으로 지적되는데, 이러한 요인들은 예방이 가능한 것들이다. 뇌를 건강하게 하기 위하여 정신적 자극을 많이 주고 두뇌활동을 활발히 하며, 머리부상을 예방하기 위하여 차에 탔을 때 안전띠를 매고 자전거를 타거나 위험한 작업장에서는 헬멧을 착용하는 등으로 예방할 수 있다.

지속적인 운동과 적절한 식이요법을 통해 치매를 예방할 수 있다. 일생 동안 규칙적으로 운동한 사람은 운동을 안 한 사람보다 치매에 덜 걸리며, 치매에 걸린 많은 사람들은 젊어서 육체적인 활동을 활발히 하지 않은 것으로 밝혀졌다. 예컨대 날마다 5km씩 걸으면 체중도 조절되고 근육과 뼈가 튼튼해져 심장마비나 뇌졸증을 예방할 수 있다. 운동을 하면 병에 대한 면역이 생겨 쉽게 아프지 않게 되며 부상당할 가능성도 줄어든다. 또한 운동은 마음을 진정시키고 잠을 잘 자게 하며 우리 몸 속의 조직을 천천히 노화시키므로 결국 치매에 대한 가장 효과적인 예방책이다.

치매에 걸릴 가능성을 줄이는 주요 예방법

• 갑자기 생활 방식을 바꾸지 않는다.

노년이 되면 환경에 적응하는 능력이 떨어지므로 갑자기 생활환경과 생활 습관을 바꾸면 뇌 속에 혼란이 온다. 따라서 되도록 지금까지 살던 환경에서부터 새로운 곳으로 이사를 하거나 생활방식을 갑자기 바꾸지 말고 규칙적인 생활습관을 유지하는 것이 좋다.

• 두뇌를 활발히 사용하는 생활습관을 갖는다.

책이나 기타 읽을 거리를 가까이 두고 계속 읽는 습관을 갖는다. 바둑, 장기, 간단한 숫자계산, 예컨대 그날 쓴 돈의 용도를 기억하여 저녁마다 가계부를 작성하는 버릇을 들인다. 일기나 편지, 기타 글을 쓰는 습관을 갖는 것도 건망증을 예방하고 두뇌활동을 활성화하는데 도움이 된다. 컴퓨터는 두뇌와 손가락 운동에 많은 도움이 되므로 인터넷이나 이메일 혹은 흥미로운 프로그램을 배운다. 기본적으로 자신이 하는 일을 즐기며 일에 도전하려고 노력하면 자연적으로 뇌기능 저하를 지연시키는 생활이 될 것이다.

• 산책이나 가벼운 운동을 규칙적으로 한다.

가벼운 운동과 함께 간단한 뜨개질이나 붓글씨, 그림 그리기 등 몸과 마음을 함께 움직일 수 있는 취미활동을 한다. 이때 뇌가 골고루 발달할 수 있도록 양손을 번갈아 사용하도록 노력한다.

• 규칙적이며 균형잡힌 식사를 한다.

영양이 부족한 식사를 하거나 식사를 거르게 되면 두뇌활동에 문제가 발생한다. 골고루 영양을 섭취하도록 하며 아침식사는 거르지 않는다. 비타민 B, C가 함유된 음식을 먹는다. 푸른 채소, 현미, 콩 등은 뇌신경 조직을 발달시키고 혈액순환을 원활하게 하여 치매를 예방한다.

약을 통해 필요영양소를 섭취하는 것보다 식사를 통해 섭취하는 것이 치매예방에 좋다. 아직 분명히 입증된 것은 아니지만 음식을 씹음으로써 뇌가 자극되고 기억력이 유지된다는 연구 결과도 있다.

• 항산화 영양소를 보유한 색이 짙은 과일이나 채소를 먹는다.

색이 짙은 과일이나 채소로는 자두, 포도, 딸기, 오렌지, 고추, 브로컬리 등을 꼽을 수 있다. 항산화 영양소에는 비타민 C, E, 그리고 색소의 일종인 카로티노이드 계열의 비타민 A, 철분, 셀레늄이 포함되는데 이러한 것들은 뇌 세포의 퇴화를 억제한다.

• 사회생활에 적극 참여한다.

가급적 혼자 지내는 시간을 줄이고 친척이나 친구, 이웃들과 대화하며 사회생활에 적극적으로 참여한다. 집에서 하루종일 멍하니 지내면 건망증이 심해지고 기분이 우울해져 기력이 떨어지며 노화가 더 빨리 진행된다.

퇴직을 계기로 지금까지 해보고 싶었던 일들을 시작하거나 의미있는 활동에 자원봉사자로 참가한다. 은퇴 후 갑자기 남는 자유시간을 주체하지 못하여 스트레스와 질병에 시달리는 노년기를 지내지 않도록 노력한다.

• 술, 담배, 약 복용을 줄인다.

술과 담배를 최대한 줄여 가급적 끊도록 하고 의사의 지시 없이 좋다고 하는 약을 복용하지 않는다. 노인의 경우 몸속에 수분이 부족하여 약물이 분해되기 어려우며 부작용의 가능성이 높아진다.

• **스트레스 받는 일을 피하고 긍정적으로 살려고 노력한다.**

자신의 건강은 자신이 지켜야 한다는 마음가짐을 갖는다.

자식이나 배우자가 어떻게 해주려니 하는 의타심을 버린다. 일상생활의 문제를 스스로 해결하는 마음가짐아 건강을 지켜준다. 스스로 해냈다는 기쁨과 자신감은 마음을 젊게 한다.

■ 치매 진단에 대한 대응

의사가 환자 혹은 가족에게 치매라고 진단 결과를 이야기했을 때 이러한 사실을 받아들이는 것은 매우 힘든 일이다. 처음에는 화를 내고 부정하며, 두렵고, 우울해 하며 받아들이는 과정이 죽음을 선고 받은 사람과 유사하다.

치매는 매우 서서히 진행되는 병이므로 초기에 치매진단을 받을 경우 앞으로 일어날 일을 적절히 대비하고 힘을 내서 삶을 지탱해 가는 것이 필요하다. 왜냐하면 소수이지만 치매를 진단 받고 20년 이상 살기도 하기 때문이다. 다음에서는 이러한 충격에 적절히 대응하는 방법을 설명한다.

① 환자에게 사실을 정확히 말한다.

치매라고 진단이 내려졌을 때 가족들은 환자에게 이 사실을 솔직히 말해야 할지 고민하게 된다. 과거에는 환자를 혼란스럽게 한다는 이유로 본인에게 알리지 않는 것이 관례였으나, 요즘에는 모든 사실을 환자에게 자세히 알려주는 것이 일반적이다.

이는 환자가 이해할 수 있는 능력이 있다면 자신에 관한 의료 상태를 알아야 할 권리가 있고, 환자가 앞날을 계획할 시간을 주어 가족이나 친지들과 가깝게 느끼는 관계를 형성할 기회를 주어야 한다는 이유에서이다. 한편 일부 환자들은 무엇인가 잘못되었다는 것은 인식하고 있으나 자신이 심각한 병에 걸렸다는 것을 알고 싶어하지 않는다. 이 경우 환자의 의사를 존중하여 환자가 알고 싶어하는 정도까지만 알려주는 것이 좋다.

- 환자가 원하는 만큼만 환자에게 이야기하되 환자의 질문에는 정확히 답변한다.
- 환자가 자신에게 무슨 일이 생길 것인가를 물으면 이 병이 기억력을 손상시키고, 지금 하는 일에도 어려움을 가져올 것이라고 정직하게 이야기 해준다.
- 다른 사람에게도 환자를 돌 볼 수 있도록 진단결과를 알린다.
- 당신이 환자를 위해 함께 있고, 또 앞으로도 그럴 것임을 환자에게 알게 한다. 즉 환자에게 당신이 도움이 될 것이라는 확신을 준다.
- 당신이 환자를 사랑한다는 것을 재차 확인시킨다.

② 친구와 가족에게 이야기한다.

가족들은 때때로 치매환자의 행동으로 인하여 당혹스럽고 수치감을 느낀다. 친구나 이웃, 가족에게 환자가 뇌신경에 관련된 병을 가지고 있어서 그렇다고 설명함으로써 이러한 문제를 상당부분 피할 수 있다. 환자의 자존심을 유지하는데 더 많은 애정과 도움이 필요하다고 말하고 그들이 할 수 있는 것이 무엇인지 명백히 설명해 준다.

이야기로 하기 어려울 때는 편지로 써서 가까운 친척이나 친구에게 하고 싶은 말을 객관적으로 솔직하게 전달할 수도 있다. 멀리 떨어져 있는 자녀들에게는 알리지 않는 것이 좋다고 하면서 숨기는 경향이 있으나 언젠가는 자녀들도 사실을 알게 되므로 미리 마음의 준비를 하고 가능한 도움을 제공할 수 있도록 일찍 알리는 것이 좋다. 가족이나 가까운 친지뿐만 아니라 친구, 사업 동료, 교회 친구들에게도 환자의 병에 대해 이야기한다.
환자는 때때로 예기치 않는 행동을 하거나 대화를 계속하기 힘든 경우도 있으므로 이들이 환자의 처지를 알고 적절한 대응을 할 수 있도록 정보를 제공해야 한다.
가족들과 앞날에 대해서 이야기 할 때에는 모든 가능성을 다 터놓고 상의한다. 가족 구성원 각자가 환자를 위해서 무엇을 도울지 상의하며 요양원으로 보내는 가능성도 배제시키지 않는다. 어떤 가족원은 환자와 함께 살면서 주 간병인으로 일하며, 다른 가족원은 경제적인 도움으로, 또 다른 가족원은 한 주일에 하루나 이틀 혹은 몇 시간이라도 간병인과 교대를 하는 식으로, 또 다른 가족원은 음식이나 집안 일을 부분적으로 돕는 식으로 역할을 나눈다. 절대로 간병인 혼자 환자를 돌본다는 생각은 버려야 한다.

왜냐하면 환자를 간병인 혼자 돌볼 경우 간병인 자신의 생활은 완전히 희생되며, 결국 한계에 부딪쳐 환자와 간병인 모두가 육체적, 정신적으로 지치기 때문이다.

일반적으로 치매환자는 신경이 매우 날카로우며, 두려워하고, 불편해하고, 걱정스러운 표정을 짓는다. 따라서 방문객이 이러한 환자와 어느 정도 같이 있기를 원하는지 확인하는 것이 좋다. 오래 함께 하는 것이 항상 좋은 것은 아니며, 짧은 만남이 더 긍정적인 결과를 가져올 수도 있다.

치매환자를 방문하는 사람에게 다음 사항을 주지시킨다.

- 방문할 때마다 예컨대 “안녕하세요, 어머니. 저는 누구누구입니다. 오늘 어머니를 뵈러 왔습니다.”라고 자신을 소개한다.
- 방문 스케줄을 융통성 있게 조절한다.

- 방문하여 환자에게 너무 많은 기대를 갖지 않도록 하며, 너무 많은 계획은 삼간다.
- 가능하면 환자와 함께 어울리며 자신이 쓸모 있다고 느끼도록 만든다. 예컨대 앨범에 사진을 붙인다던가, 만들기를 한다던가, 함께 산보를 하는 등이다.
- 환자가 추억에 잠길 수 있도록 돕는다. 좋아하던 노래를 함께 부르고, 지난 날의 사진도 함께 들춰본다.
- 환자의 말과 함께 행동을 통해 환자의 의사를 읽는다.
- 환자와 맞서는 것을 피한다.
- 방문은 짧으나 의미가 있게 한다.
- 많은 방문객이 찾아오면 환자가 혼란스러워 하므로 하루의 방문객 수를 제한한다.

③ 환자 자신의 계획

환자가 자신의 계획을 세우는 데서 주의해야 할 점은, 스스로 완전히 할 수 있다고 느껴도 자신의 능력이 실제로는 제한됨을 인정해야 한다는 사실이다. 환자의 능력이 온전할 때 앞으로의 생활과 관련된 실질적 문제를 처리해 놓는 것이 본인과 주변 사람들에게 부담을 덜 준다.

- **직장/사업** : 환자가 아직도 일을 하고 있다면 은퇴를 위해 정신적 및 경제적으로 준비할 필요가 있다. 개인사업을 한다면 자신이 더 이상 운영할 수 없을 경우 어떻게 할지를 미리 결정해 놓는다. 이러한 일을 처리하는데 있어 변호사나 가족들의 도움을 받는데 주저하지 않는다.
- **재정적, 법적 문제** : 중요한 서류들, 즉 유언장, 보험증서, 기타 재정 서류들이 자신이 처리하고 싶은 방법으로 되어 있는지를 확실히 해 둔다. 가족이나 변호사, 혹은 신용할 만한 친구에게 어떤 서류들이 어디에 있는가를 알려준다. 환자가 의사능력을

잃어 더 이상 결정을 내릴 수 없게 될 때 누가 환자를 대신해 결정할지를 미리 정해 둔다.

치매진단을 받는 환자가 지켜야 할 일반적 원칙

- 참을성을 갖는다. 자신을 너무 힘들게 몰아 부치지 말고, 남으로부터 도움을 받고 또 남에게 도움을 요청하도록 한다.
- 사람들에게 설명을 요청하거나 다시 반복해 달라고 부탁한다. 이야기 한 것을 다시 반복해 달라고 부탁하는 것을 주저하지 말고 상대방에게 자신이 기억력에 문제가 있음을 설명한다.
- 자신이 슬프거나 우울함을 가족이나 친구들이 아는 것을 두려워하지 않는다. 의사와 의논하여 우울증이나 불면증, 불안, 초조감을 해소하는데 도움이 되는 처방을 받는다.
- 해야 할 것을 적어 놓는다. 환자 본인과 타인들을 위해 해야 할 일과 필요한 물건의 목록을 적어 놓는다.
- 자신의 건강을 유의한다.
- 규칙적인 운동, 적절한 영양섭취, 금주, 금연 및 의사가 지시한 약을 성실히 복용하되 의사의 지시가 없는 약은 복용하지 않는다.
- 자신이 지금까지 즐겨 하던 것을 계속한다. 가벼운 운동, 음악감상, 그림 그리기, 화초재배 등 자신이 즐겨 하던 것을 계속하면서 활동적으로 지내는 것이 최상의 방법이다.
- 최근에 치매로 진단된 다른 사람들과 만나 마음을 터놓고 이야기 해 본다.
- 삶에 대해서 긍정적인 태도를 갖는다. '자신이 할 수 있는 일은 모두 해보자'라는 적극적이며 긍정적인 태도를 갖고 인생을 살아간다.

- **생활계획** : 환자가 더 이상 자신을 돌 볼 수 없을 때 어디서 누구와 함께 살 것인가를 가족이나 친구와 의논하여 미리 계획을 세워둔다. 가족들과 함께 사는 것보다 요양원이나 기타 다른 대책도 생각해 본다. 이를 위하여 사회복지사나 상담전문가, 종교인, 의사, 변호사 등으로부터 도움을 받는다.
- **의학적 치료** : 어느 의사로부터 어떤 방식의 치료를 받을지 미리 결정하며 생명보조기구를 사용하여 생명을 연장하는 문제나 장기기증에 관하여도 의사와 상의한다.

④ 가족들의 계획

가족들과 간병에 따른 부담을 나누기 위해 해야 할 첫 번째 단계는 가족회의를 하는 것이다. 가족구성원의 동의 하에 각자의 역할을 분담하도록 한다. 이때 환자도 의사결정 과정에 참여한다. 환자를 보호하기 위해서 뿐만 아니라 가족이 원만하게 유지되기 위하여 전문가의 조언을 받는 것이 좋다.

치매에 잘 대처한다는 것은 앞으로 다가올 엄청난 변화에 준비가 되어 있음을 의미한다. 어디를 찾아가 어떤 도움을 받을 수 있는지, 그리고 언제 도움이 필요한지를 아는 것은 적절한 준비의 필수 요소이다.

일차적으로 의사나 성직자에게 도움을 구하며 전문적인 서비스와 관련하여 변호사, 사회복지사, 간호사, 물리치료사 등에게 도움을 얻는다. 치매환자 가족들로 구성된 지원모임에서 서로 간의 경험을 나누고 감정적인 지원을 교환하고 실질적인 사항에 대한 정보를 습득하는 것도 매우 유용하다.

3. 치매의 단계별 증상과 간병

환자에 따라 치매의 진전속도와 거쳐가는 과정이 조금씩 다르기는 하지만 대체로 다음의 다섯 단계를 거친다. 어떤 환자는 이러한 단계들을 건너뛰기도 하고 혹은 한 단계에서 오래 머물기도 하며, 혹은 두 세 개의 단계를 중첩하여 경험하기도 한다.

① 제 1단계 : 이상함을 자각하는 단계

환자는 자신이 무엇인가를 자주 잊어버린다는 것을 인식한다. 당황하고 화를 내며, 실수를 부정하거나, 다른 사람에게 핑계를 돌리거나, 거짓을 꾸며 적당히 넘겨 버리려고 한다. 환자는 본인이 실수한다는 것을 알지만 이유를 파악하지는 못하고 있다.

② 제 2단계 : 치매를 인정하는 단계

환자는 본인의 증상이 치매로 진단된 것을 받아들인다. 이 단계에서 환자의 뇌는 부분적으로 손상되어 있지만 대부분은 정상적으로 기능한다. 환자는 자신에게 멀고 힘든 앞날이 기다리고 있음을 알고 고통스러워한다.

③ 제 3단계 : 이상함에 대한 인식을 상실한 단계

병이 진전됨에 따라 뇌의 손상이 뚜렷이 드러난다. 환자는 자신의 문제점을 인식하지 못하게 되면서 예방능력을 상실하며 자신의 문제되는 행동을 숨긴다. 환자는 자신의 간병인을 인식하지 못하고 집을 찾지 못하고 배회하는 행동 등을 보이기 시작한다.

④ 제 4단계 : 일상적 행동을 통제할 수 없는 상태

환자는 옷을 입고 벗는 것이나 목욕, 화장실 가는 것 등 일상적 인행동을 통제하지 못한다. 이러한 일상적인 행동을 간병인의 도움으로 수행할 수밖에 없다.

⑤ 제 5단계 : 전적인 의존상태

간병인이 전적으로 환자를 책임져야 하는 단계이다. 환자가 무엇을 필요로 하는지, 무엇이 편한지 등 환자의 모든 것을 간병인이 챙겨야 한다. 마치 어린애를 돌보는 것과 같이 환자를 먹이고, 입히고, 씻기고, 기저귀 채우는 등 환자와 함께 생활하면서 24시간 간병을 필요로 한다.

다음에서 각 단계별로 좀 더 상세히 설명한다.

① 제 1단계 : 이상함을 자각하는 단계

치매가 처음 발병할 때는 무엇인가 좀 잘못되었어도 이것이 치매 때문이라고 환자가 깨닫기는 힘들다. 우리는 가끔 적절한 단어를 찾는데 어려움이 있고, 약속을 잊어버리기도 하므로 이러한 가벼운 건망증을 치매와 구별하기는 어렵다. 처음에는 실수가 아주 사소한 것이어서 쉽게 눈에 띄지 않는다. 때로는 가족들이 제일 나중에 알게 되는데 이는 조금씩 변화하는 상황을 가까운 사람이 잘 인식하기 어려우며 잘못을 심각하게 받아들이고 싫어하지 않기 때문이다.

환자는 매우 분노하고 두려워하며 또한 수치스럽게 생각하여 아무에게도 자신에게 무슨 일이 생겼는지 이야기하지 않으려 한다. 환자가 직장을 다니는 경우 자신의 직장 생활이 앞으로 어떻게 될지 걱정하며, 자신에게 일어나는 변화를 불안해하면서 막으려고 최선을 다한다. 앞으로 어떻게 될지 혼자 두려워하며 가족에게까지도 이야기하는 것을 회피한다.

치매로 인한 기억상실 증세는 최근의 사건들이 가장 먼저 영향을 받는다. 예컨대 백화점에 들러 필요한 물건을 사고 나오면서 어느 곳에 주차했는지 한참을 찾다가 포기하고 택시를 타고 집에 와서는, 백화점에서 나와보니 자동차가 사라졌더라고 둘러대기도 한다.

1단계의 증상들

이야기나 농담을 듣고 이해하며 언어를 정확하게 구사하는데 어려움을 느낀다.

- 이야기 중간에 줄거리를 잊어버리며, 단어를 잘못 사용하거나 다른 말로 대치한다. 엉뚱하게 틀린 대답을 하거나 같은 말을 자꾸 반복하면서 대화를 적절히 이끌지 못한다.
- 어디다 돈을 썼는지 모르며 자신의 소지품을 엉뚱한 곳에 놓고 잃어버리거나 쉽게 찾을 수 있는 장소에 놓은 물건도 찾지 못한다.
- 정상인보다 더 잘 잊어버리고, 일을 하는데 시간이 오래 걸린다.
- 평소 친숙한 사람이나 장소를 착각하거나 낯선 곳에서 혼란을 경험한다.
- 아래위가 어울리지 않는 옷을 입거나 기후에 맞는 옷을 갖추어 입지 못한다.
- 판단을 명확히 못하고, 결정하지 못하며, 일을 완전히 끝맺지 못한다.
- 자동차를 주차한 곳을 잊어버려 찾지 못하며, 운전하면서 잦은 교통사고를 낸다.
- 익숙한 길에서도 잘 잃어버리며, 시간과 장소를 잘 인식하지 못한다.
- 간단한 지시도 따라 하지 못하여 지시한 활동에서 벗어나게 된다.
- 기분의 변화가 심하며 특별한 이유 없이 초조해 하고 공격적이 된다.

• 무기력한 얼굴 표정이 두드러지며 집 밖의 사람을 회피한다.
• 자신의 의견을 표명하지 않고 '예', '아니오'로 간단히 대답한다.
• 근육작용이나 신체균형을 유지하는 능력이 약해지며 평소보다 많이 잔다.
• 입맛이 바뀌며 성적 욕구가 증가하거나 감소한다.

제1단계에서 간병인의 역할

의사로부터 치매라는 진단을 받게 되면 환자는 본인의 실수나 잊어버리는 행동을 인식하고 당황하게 되므로 이를 이해하는 것이 중요하다. 의사는 환자와 간병인에게 앞으로 환자에게 어떤 일이 발생할지 이야기해준다.

외적으로는 변화가 없어 보일지라도 환자의 병세가 점차로 악화되는 것을 눈치채고 이에 적절히 대응해야 한다. 가끔 환자의 행동에 급격한 변화가 생기면 간병인은 간병인 자신에게 화를 내거나 좌절하게 되는데, 가급적 객관적 태도를 유지하면서 유머감각을 잃지 않도록 노력한다.

병이 진행됨에 따라 간병인은 사랑하는 사람을 조금씩 잃어간다는 사실을 깨닫기 시작하며, 이를 부정하고 싶어하고, 분노와 좌절감을 느낀다. 이러한 변화에 대하여 간병인 자신을 질책하지 않고 간병하는데 필요한 사항을 점검하며 대비한다.

초기단계부터 환자에게 주소와 성명이 쓰여진 팔찌나 목걸이를 착용토록 하며 중요한 증명서나 신용카드는 가지고 다니지 못하게 한다. 필요하다면 변호사를 만나 법적인 문제나 재산변동에 관련된 사항을 환자와 협의하여 미리 해결해 두도록 한다. 이 경우 간병인이 먼저 변호사를 만나서 필요한 사항이나 조치에 관한 설명을 듣고, 이를 환자에게 설명한 후 동의를 구하여 처리하는 것이 좋다.

치매환자가 집에 있으면 친구나 친척들의 방문도 뜸해지면서 그들로부터 외면당하는 것을 느끼는데, 이와 같은 현상은 그들도 가족과 마찬가지로 치매환자에 대하여 염려하기는 하지만 어떻게 대응해야 할지를 모르기 때문에 발생하는 것이다.

사람들은 대체로 잘 모르는 것에 대하여 두려움을 갖고 피한다. 따라서 간병인은 이들에게 연락하여 치매에 대한 정보를 알려주고, 문제점을 의논하면서 이해를 구하는 것이 좋다. 비밀로 감추기보다는 이해를 구함으로서 치매환자와 친구나 친척들에게 적절히 대응할 수 있도록 도와준다.

이 단계에서 간병인들이 해야 할 중요한 일들을 정리하면 다음과 같다

- 누가 주된 간병인이 될 것인지 가족들과 상의하여 결정한다.
- 주된 간병인은 간병하는 일에 대한 실질적인 지식을 습득하고, 계획을 세우며 병의 진행에 대하여 객관적인 태도를 갖도록 한다.
- 가족 중에 누가 간병인을 도울 것이며 얼마만큼 참여할 수 있는지를 결정한다. 환자를 어떤 방법으로 도울 수 있는지 형제, 자매들과 상의한다. 일주일에 하루 혹은 한 달에 한 주일을 도와 달라고 구체적으로 제시한다.
- 환자를 위해 신분증명 팔찌나 목걸이를 준비한다.
- 중요한 신분증이나 신용카드 등은 안전한 곳에 둔다.
- 환자를 담당하는 의사와 친밀하게 상의할 수 있도록 신뢰관계를 쌓는다.
- 환자 본인 및 자녀들을 위해 필요한 법적 조치를 취한다.
- 친척이나 친구들에게 치매에 관하여 알려주고 이해를 구하며, 필요할 때 도움을 받을 수 있도록 미리 요청해 둔다.
- 주변에 치매관련 전문병원이나 보호소 혹은 가족지원모임 등

가용한 사회적 자원을 확인해 둔다.

② 제 2단계 : 치매를 인정하는 단계

제 2단계는 병의 초기에서 증상이 심각하게 드러나는 단계로 가는 과도기적 성격을 지닌다. 뇌의 어떤 영역은 초기 때부터 영향을 받아 문제를 발생시키나 아직 뇌의 대부분은 제대로 작용하고 있다. 환자에 따라 뇌의 어떤 영역이 손상을 받았고, 어떤 영역이 제대로 작동하고 있는가 하는 점은 상당히 다양하게 나타난다. 환자는 자신이 항상 무엇인가를 잊어버린다는 것을 알고 있으며, 점차로 이것이 치매증상 때문임을 인정한다.

간병인은 환자의 실수가 병 때문이라고 설명해주고 언제라도 문제를 해결하는데 간병인이 도움이 되리라는 확신을 주는 것이 중요하다. 환자는 무엇인가가 잘못되고 있다는 것을 인식하면서 믿고 의지할 수 있는 사람을 찾으며, 그 사람에게 기꺼이 책임을 이양하고 싶어한다. 환자는 자신의 고통스러운 문제를 충분히 함께 나눌 수 있는 사람이 있다는 것을 알게 되면 마음이 편안해진다.

때때로 환자는 간병인에게 책임을 위임했다는 사실을 잊어버리기도 하는데, 간병인은 치매증상을 이해하여 이러한 환자의 행위에 인내로써 대응해야 한다. 환자가 간병인에게 자주 화를 내거나 간병인이 아무리 말해도 알아듣지 못하는 경우가 종종 발생하는데, 간병인은 환자가 자신의 행위를 책임질 수 없다는 사실을 인식하고 받아들여야 한다. 치매증상을 올바로 이해하면 할수록 간병인과 환자 간의 관계는 보다 수월해진다.

간병인은 환자의 사고력이 얼마나 손상되었는지 알 수 없으므로, 어떤 상황에서 환자가 무엇을 생각하고 무엇을 할 수 있는지 부분적으로 밖에는 파악하기 어렵다. 간병인을 포함한 주위 사람들은 때때로 환자가 환각상태에 빠져 현실상황에 대응하지 못하는 것을 발견하고 놀란다.

이 단계의 환자들은 하루에도 몇 번씩 치매의 여러 단계를 들락날락하며 인식능력이나 기분의 기복이 매우 심하다. 이렇게 변화가 심한 것은 육체적인 피로나 뇌의 상태가 악화되어 심리적으로 고통을 느끼면서 나타나는 결과이다.

2단계의 증상들

(이 단계는 초기단계의 증상들과 대부분 중복되며 다음과 같은 특징이 추가)

- 최근의 사건은 물론, 오래 전에 일어난 일까지도 생각하는데 어려움을 겪는다.
- 계산, 요리, 운전 등 기술을 요하는 활동을 하기 어렵게 된다.
- 활동능력이나 인지능력의 기복이 심하여 어느 때는 할 수 있으나 또 다른 때는 할 수 없다.
- 환자가 본인이 병에 걸렸다는 사실을 받아들이기 시작한다.
- 간병인에게 육체적 및 심리적으로 의지하며 간병인의 말에 따른다.
- 지속적으로 우울한 상태를 보이며 집안에 틀어박히게 된다.
- 기분의 기복이 매우 심하다.

제2단계에서 간병인의 역할

이 단계에서 간병인의 역할은 앞의 초기단계에서 간병인 역할과 대부분 유사한데 병의 진전을 함께 지켜보면서 다음에 다가올 악화되는 상황에 대비하고 마음의 안정을 주는 것이 중요하다.

- 환자에게 다정한 말과 포옹 등으로 확신과 편안함을 준다.
- 환자가 원하는 만큼 혼자 있을 수 있도록 한다.
- 간병인은 유머감각을 잃지 말고 환자의 실수나 간병인의 실수에 적절히 대응한다.

③ 제 3단계 : 이상함에 대한 인식을 상실하는 단계

병이 진전됨에 따라 환자 본인은 어려움을 덜 인식하게 되며, 예방능력이나 문제행동에 대처하고 감추려 하는 의식도 약해 진다. 뇌의 손상이 보다 분명해져서 자신의 집이나 간병인마저 인식하지 못하게 된다.

이 단계에서 간병인은 때때로 환자의 행동에 놀라게 된다. 아무런 이유없이 하루 종일 집안을 돌아다니거나 잠시도 가만히 있지 못하고 대화를 지속하는 것이 어려운 경우도 흔히 있다.

환자는 자신이 이상함을 인식하는 상태에서부터 이를 전혀 인식하지 못하는 상태까지 순간적으로 오락가락하므로 매우 큰 혼돈과 불안을 경험한다. 환자의 입장에서 생각해 볼 때 만일 어떤 사람과 한 방에 있는데 이 방은 무슨 방인지, 내가 지금 무엇을 하고 있는지, 마주하고 있는 사람은 누구인지, 지금은 언제인지 등을 알지 못할 경우 겪는 혼돈은 매우 클 것이다. 환자는 이러한 상황을 하루 종일 경험한다.

환자는 가끔씩 과거의 사건을 현재 일어나고 있는 것처럼 이야기한다. 90세 노인이 자신의 어머니가 온다고 한다든지, 성인이 된 자녀들을 학교에 가서 데리고 와야 한다든지, 아들을 오래 전에 죽은 남편으로 착각하여 부르기도 한다. 환자에게 그릇되다는 것을 설명해주면 잠시 동안은 이해하는 듯하나 곧 잊어버리고 혼란한 상황을 반복한다.

이 단계의 환자는 적절한 단어를 구사하는 능력을 잃어버린다. 어떤 환자는 단어가 생각나지 않아 말을 중단하기도 하지만 어떤 환자는 적절한 단어 대신 소리로 대치한다. 적절한 말이 생각나지 않아 다른 단어로 대치하려 할 때 간병인은 항시 환자가 무슨 말을 하려하는지 짐작하려고 노력해야 한다. 환자는 논리적으로 추론하는 능력을 상실한다. 따라서 환자의 말에서 논리적인 연결을 찾기 어려우며 환자를 논리적으로 설득하는 것도 가능하지 않다. 내일 할 일에 대하여 계획을 세우도록 하는 것도 소용이 없다. 환자는 자신이 지금 무엇을 하는지를 알고 있을 뿐 과거에 무엇을 했는지를 기억하지 못하며, 내일 무엇을 하리라는 계획도 하지 못한다. 부분적으로 기억하거나 계획을 할 수 있기는 하나 일관성이 없다.

환자에게는 단지 지금의 상황만이 존재할 뿐이다. 과거의 기억과 연결된 현재상황의 이해가 불가능하므로 매 순간의 현재에 대하여 혼돈을 경험하는 것은 지극히 당연하다. 환자는 자신이 처한 상황을 이해하지 못하여 불안해 하며 같은 질문을 계속 반복한다. 간병인은 이러한 상황을 이해하고 있다고 하여도 그렇게 빨리 정보가 뇌에 저장되지 못하고 사라져버린다는 것을 납득하기 쉽지 않으므로 적절히 대응하는 데는 시간과 경험을 요한다.

3단계의 증상들

(이 단계에서부터는 본격적으로 치매증상을 보인다)

- 기본적인 일상활동 (옷 입기 등)에 당황하면서 적절히 대응하지 못한다.
- 자신의 잘못이나 실수를 인식하지 못한다.
- 적절한 단어대신 소리로 대치하는 것을 인식하지 못한다.
- 생각의 흐름을 놓치며 추리력을 상실한다.
- 자신이 처한 주위환경을 인식하지 못하고 안절부절 한다.
- 시간의 흐름에 대한 감각을 상실한다. 오전, 오후, 날짜, 계절을 인식하지 못한다.
- 정보를 간직하거나 처리하지 못하므로 같은 질문을 되풀이하여 묻고 대화를 지속할 수 없다.
- 기분의 기복이 매우 심하다.
- 대화를 하면서 상대가 누구인지 이해하지 못한다.

제3단계에서 간병인의 역할

환자는 자신의 상황에 당황하고 불안해함은 물론, 일상생활을 원활히 유지하는 데에도 어려움을 겪으므로, 간병인은 환자에게 정서적인 안정과 함께 실제적인 도움을 제공해야 한다. 환자가 자신의 의사를 표현하는데 어려움을 겪으므로 간병인은 질문을 적극적으로 하여 환자의 의도를 파악하고 도움을 준다.

예컨대 환자가 무엇인가를 원하는데 적절히 표현하지 못한다면 환자가 원하는 바를 추측하여 구체적으로 이것인지, 저것인지 확인하는 방식으로 질문하는 것이 좋다. 단순히 '무엇을 원하느냐'라고 막연히 묻기보다는 '식사를 할 것인지, 산책을 하고 싶어하는지'라고 선택을 할 수 있게 질문한다.

환자가 무엇을 원하는지 도저히 파악하기 힘든 때에는 그 때의 상황에 맞는 화제로 정중히 전환한다. 예컨대 점심때가 임박했다면 "지금 점심을 먹는 게 어떨까요?" 하고 제안하면 대부분의 환자는 간병인의 인도를 따르게 된다. 혹은 환자가 평소 관심을 보이던 주제로 전환하는 것도 효과가 있다.

이 경우 환자는 자신이 생각한 것을 표현하지 못 하는데서 오는 긴장을 해소하게 되며, 많은 경우 자신이 무엇을 이야기하려 했는지 곧 잊어버린다.

이러한 화제 전환방법이 통하지 않을 경우, 간병인은 환자에게 "나는 지금 잘 이해할 수 없는데 나중에 다시 한 번 더 이야기해 줄 수 있겠어요?"라고 하면서 뒤로 미루는 것도 한 방법이다. 요컨대 환자의 어려움을 짐작하고 감정을 거스르지 않으면서 이해하는 태도를 갖는 게 중요하다.

환자와 맞서거나 따지는 것은 절대 피해야 할 행동이다. 간병인은 환자의 행동이 환자자신이 인식 못한 상태에서 발생함을 잊어서는 안 된다.

이 단계에서 간병인이 취해야 할 행동을 요약하면 다음과 같다.

- 환자가 무엇을 의도하고 말하려고 하는지 추측하려고 노력하며, 환자의 비언어적 신호에 주의를 기울인다.
- 환자의 단기적 기억상실 증상을 간병에 유리하도록 이용한다.
- 이상한 행동을 예방하기 위해 환자가 불안해 하는 상황을 피한다.
- 운동, 집안일 보조 등 생산적인 활동을 하도록 하여 배회하는 활동을 예방한다.
- 침착하지 못한 환자를 억지로 가만히 앉아있거나 눕도록 강요하지 않는다.
- 환자와 논리적으로 혹은 이성적으로 따지거나 설득하려 하지 않는다.
- 정상인에게라면 하지 않았을 행동이나 언어는 환자에게도 삼간다.
- 환자의 자존심과 체면을 고려하여 행동한다.
- 간병인의 건강과 행복을 위해 적절한 휴식시간을 확보한다.

④ 제 4단계 : 일상적 활동을 통제할 수 없는 상태

이 단계의 환자는 공간 적응력과 근육기능 조절능력이 현저히 결핍되어 있다. 공간 적응력이란 환자를 둘러싼 공간과 그 안에 있는 물체와 환자 간의 상호관계를 지각하고 대응하는 능력이다. 공간 적응력이 결핍된 환자는 의자에 앉으려고 하다가 바닥에 주저앉게 된다. 또한 방에 물체가 있는 것을 보기는 하지만 얼마나 멀리 있는지, 혹은 자신이 서있는 위치에서부터 어떻게 접근하여 집어야 할지를 알지 못한다. 환자에게 물 컵을 건네주었을 때 정확히 손을 뻗어 받지 못한다.

공간 적응력이 부족한 환자는 주춤거리며 걷는데 이는 발걸음을 내딛을 때마다 땅바닥의 위치를 정확하게 파악하지 못하여 탐색하는 행동의 결과이다. 환자는 수저로 음식을 집어서 자신의 입으로 집어넣는 것에 자신이 없으므로 손으로 직접 집어먹는 행위를 선호한다.

근육기능 조절능력은 공간 적응력과 함께 우리의 일상생활을 유지하는데 매우 중요하다. 적절한 때에 적절한 부위에 힘을 주는 근육기능 조절능력은 몸을 움직이는 행동에서부터 말을 하거나 비언어적 신호를 전달하는 의사소통능력에 까지 필수적인 요소이다. 기억력부족, 공간적응력부족, 근육기능 조절능력 부족의 세 요소가 결합될 경우 일상생활을 독립적으로 하는 것이 불가능해지며 이로 인한 심리적 불안과 혼돈 또한 매우 높아진다.

환자는 자신의 일상생활을 독립적으로 할 수 없다. 옷을 입고 벗는 것에서부터 식사, 목욕, 화장실 가는 것 등 모든 일에 간병인의 도움을 필요로 한다. 환자는 자주 물건에 걸려 넘어지며 물건을 떨어뜨리고 물건에 부딪치며 육체적으로 불안정한 상태를 보인다. 이러한 적응능력이 부족한 환자에게는 간병인의 세심한 보살핌이 필수적이다.

4단계의 증상들

- 생각을 말로 표현하지 못하며 대화를 계속할 수 없다.
- 이해력을 상실하여 간단한 지시도 수행하지 못한다.
- 기억력의 상실이 두드러진다. 예컨대 방금 식사를 하고도 밥을 왜 안주냐고 재촉한다.
- 판단력이 흐려지며 동문서답을 하거나 엉뚱한 행동을 한다.
- 과거와 현재, 이곳과 다른 곳이 뒤섞이는 시간과 공간상의 혼란을 두드러지게 보인다.
- 불안의 정도가 심해져서 매우 신경질적이 되며 자주 운다.
- 옷을 입고 벗는데 어려움이 있으며, 계절이나 상황에 전혀 맞지 않게 옷을 입는다.

- 목욕이나 몸단장을 혼자서 하지 못하며, 자주 목욕을 거부한다.
- 잘 넘어지고 부딪히며 행동이 굼떠진다.
- 수저나 식기를 적절히 사용하지 못한다.
- 불필요한 물건을 모으거나 감춘다.
- 환각증세를 보이며 잠을 제대로 자지 못한다.
- 기분변화가 심하며 쉽게 흥분하고 소리를 지른다.
- 같은 행동을 계속 반복한다.
- 배회하거나 목적 없이 왔다갔다하거나 침착하지 못한 때가 많다.
- 음식을 씹고 삼키는데 약간의 어려움을 느낀다.
- 대·소변을 가리지 못하는 경우가 때때로 발생한다.

제4단계에서 간병인의 역할

이 단계에서부터는 간병인이 환자의 일상활동에 적극적으로 개입하여 도움을 주어야 한다. 이때 환자가 가급적이면 오랫동안 자신의 능력으로 활동할 수 있도록 도와준다. 간병인은 언제 환자에게 개입하여 돕고 언제 환자 혼자서 하도록 할 것인가를 판단해야 한다. 간병인이 직접 하는 것이 쉽고 빠르고 깨끗하다고 하여 환자가 독립적으로 하기 전에 개입하는 일은 삼가야 한다.

환자 본인이 노력하여 일상생활을 수행할 수 있도록 상황을 만들어 주고, 안 되는 부분에 대하여 도움을 주는 것이 간병인의 역할이다. 아직 환자에게 판단능력이 남아있으므로 간병인이 모든 일을 일방적으로 결정하기보다는 환자의 능력이 허락하는 한 환자 자신의 의사에 따라 선택하도록 해야 한다.

일상생활 수행에 많은 어려움을 겪으면서 환자는 종종 혼돈과 흥분, 불안을 표출하는데, 이때 간병인은 침착을 유지하고 상황을 정확하게 판단하여 적절히 대응하는 것이 중요하다. 실제상황에서 이렇게 하는 것이 매우 어려운 일인데 환자가 무능력하며 간병인보다 훨씬 육체적으로나 심리적으로 어려운 상황에 처해 있음을 잊지 말고 인내해야 한다.

간병인의 주된 목표는 환자를 안전하고 즐겁게 해주는 것이다. 이를 위해서는 간병인 자신이 지나치게 힘들게 되거나 상황을 이해하지 못하게 되어 불안해 하거나 감정적으로 어려운 처지에 빠지지 않도록 자신을 잘 관리해야 한다.

이 단계에서 간병인의 역할을 요약하면 다음과 같다.

- 환자의 일상생활에 도움이 필요한 때를 잘 살피고 자연스럽게 도와준다.
- 환자의 능력이 허락하는 한 독립적으로 일상기능을 수행할 수 있도록 환경을 마련해준다.
- 환자의 안전에 항시 유의하여 미리 대비한다.
- 위급한 상황에 대비하여 응급처치법을 배우며, 응급연락망을 확보한다.
- 일상생활이 규칙적이고 단순해지도록 조정한다.
- 집중이나 오랜시간을 요하지 않는 다양한 활동들을 개발한다.
- 환자의 의도를 짐작하여 해답을 포함하는 질문을 하는 등으로 환자에게 좌절감이 발생할 수 있는 상황을 예방한다.
- 환자 본인이나 타인에게 해를 끼치지 않는 한 반복행동이나 배회활동, 환상, 꿈, 이상한 행동을 내버려 둔다. 이 경우 간병인은 환자 주위에서 감시를 소홀히 해서는 안된다.
- 환자의 이상한 행동으로 인해 발생하는 문제에 주의하여 적절히 대응한다.

⑤ 제 5단계 : 전적인 의존상태

이 단계의 환자는 지적 능력이나 근육조절능력을 상당부분 상실하므로 일상생활 수행을 위하여 간병인에게 24시간 전적으로 의존해야 하는 상태에 도달한다. 이 단계에는 보조인의 도움없이 간병인 혼자서 모든 상황에 대처하려고 하는 것은 바람직하지 않다.

이 단계의 환자는 지시를 따라 하는데도 매우 큰 어려움이 있다. 환자의 마음 속에서 무슨 일이 일어나고 있는지 전혀 짐작하기 어렵다. 몸의 균형을 유지하는 것이 어려워 하루종일 앉아있거나 누워서 지내는 경우가 많으며 휠체어를 사용해야 한다.

5단계의 증상들

- 주위환경을 인식하지 못한다. 위험을 인식하지 못하므로 혼자 놔둘 수 없다.
- 삼키는 작용이 어려워 침을 흘리며 음식을 먹여 주어야 한다.
- 대소변을 가리지 못한다.
- 간단한 만들기나 운동도 할 수 없다.
- 상호간 대화는 불가능하며 상대의 이야기를 거의 알아듣지 못한다.
- 시각적인 환상과 청각의 환청을 매우 자주 경험한다.
- 얼굴표정이 없고 초점 없이 멍하게 바라본다.
- 걷거나 서 있을 수 없고 대부분의 시간을 앉거나 누워서 보낸다.
- 도움이 없이는 옷을 입고 벗는 것이나 목욕 등을 할 수 없다.
- 결국 말도 못하게 되고 먹지도 못하며 폐렴이나 다른 증세에 감염되어 혼수상태에 빠지거나 죽음에 이른다.

제5단계에서 간병인의 역할

이 단계에 간병인은 환자의 일상생활을 포함한 모든 활동을 책임지게 된다. 만일 간병인이 환자의 배우자라면 본인도 나이가 들어 쇠약해져 있을 것이므로 이 단계에 도달한 환자를 간병하는 것은 무리이다. 돌 볼 수 있는 상황이 안될 경우 요양시설에 보내는 것을 괴롭게 생각해서는 안 된다. 간병인은 환자가 인생의 마지막 단계에서 편안히 생을 마감할 수 있도록 도와준다.

환자가 활동하는데 당면하는 모든 상황에서 필요한 판단을 거의 전적으로 간병인이 대신해 주어야 한다. 언제 무엇을 먹거나 마실지, 언제 화장실을 갈지, 어떤 옷을 입을지 등 모든 행동을 간병인이 결정한다. 거동에 어려움이 있으나 할 수 있는 한도 내에서 매일 조금씩 가벼운 운동을 시도한다.

대부분의 환자는 생의 마지막 순간까지 음악 소리에 반응하므로 환자가 평소에 좋아하던 음악을 틀어주면 발이나 손을 움직이는 등으로 리듬에 따라가는 것을 관찰할 수 있다. 말을 통한 의사소통은 불가능하나 손을 잡거나 어깨를 쓰다듬는 등 촉각을 통한 사랑의 전달을 아끼지 않는다.

이 단계의 환자에게 치매로 인한 어려움도 문제이지만 다른 질병에 감염되어 괴로움을 겪는 것 또한 큰 문제이다. 침대나 요에 장시간 몸이 눌려있기 때문에 발생하는 욕창은 움직임이 부족한 환자에게 흔히 나타나는 감염증이다. 환자를 최소한 매 두 시간마다 움직여주고 팔 다리 어깨 및 뼈가 두드러진 부분에 푹신한 작은 베개를 고여주면서 자주 변화를 준다.

환자를 움직이도록 하는데 병원에서 사용하는 움직일 수 있는 침대가 도움이 된다. 병원 침대는 환자를 돌아 눕히는 것을 용이하게 하며 환자가 침대에서 굴러 떨어지는 것을 방지할 수 있다. 환자를 돌아 눕히는 방법은 간호사에게서 쉽게 배울 수 있다. 시트를 이용해 환자를 돌아 눕히는 방법은 환자를 침대 한 쪽으로 눕게 하고 베개로 받쳐 주며, 시트(이불잇)를 움직여 환자의 자세를 바꿀 수가 있다. 이 때 간병인은 최소한의 시간과 노력을 들여 환자의 자세를 바꿔 주면 좋을 것이다.

할 수만 있다면 환자를 침대에 뉘여 두는 것보다 의자에 앉히는 것이 좋다. 이 경우 환자의 근육조절능력을 고려해야 하는데 의사나 물리치료사와 상의하여 행한다. 환자는 대소변을 언제 누워야 할지 알지 못하므로 2～3시간에 한 번씩은 화장실에 데리고 가거나 대소변을 누도록 유도하여 오물로 인한 감염을 예방한다.

환자는 신체적 불편이나 고통을 적절히 표현하지 못하므로 간병인이 불편이 발생할만한 상황을 미리 알아서 조치해 주어야 한다. 예컨대 손톱이나 발톱의 길이는 적당한지, 안경이나 보청기는 잘 맞는지, 틀니가 맞지 않아 고통스러워하고 있지는 않은지 등이다.

증세가 깊어지면 환자에게 물이나 음식을 먹이는데 어려움을 겪게 된다. 환자의 건강을 위하여 필요한 영양분과 수분을 공급하는 것은 매우 중요하다. 가능한 한 도움을 받아먹거나 마실 수 있도록 주의를 기울여준다. 언제까지 간병인의 도움으로 음식이나 수분을 섭취할 수 있을지는 의사와 상의하여 결정한다.

이 단계에서 간병인이 유의해야 할 사항을 요약하면 다음과 같다.

- 도와주는 사람 없이 24시간 간병인 혼자서 간병하는 것은 피한다.
- 환자가 신체적으로 문제가 발생하거나 질병에 감염될 징조가 있는지 주의해서 살핀다.
- 환자를 매일 간단히 씻기고 욕창에 대비하여 피부에 로션을 발라준다.
- 의사와 상의하여 침대와 의자에 눕거나 앉아 있는 시간을 조

정하고 1～2시간마다 움직여준다.

- 대소변을 보는 시간표를 만들어두고 화장실에 갈 때는 항시 동행하며 필요한 경우 기저귀를 입히도록 한다.
- 환자를 들어올려야 하는 경우에는 도우미와 함께 하며 부득이한 경우에 대비하여 물리치료사나 간호사로부터 움직이는 방법을 배운다.
- 환자의 목에 음식이 걸리지 않도록 주의하며, 적절한 수분과 영양이 공급되도록 한다.
- 환자의 치아 상태에 관심을 가져 매 식사 후 양치질을 하도록 도와주며 틀니는 깨끗이 관리한다.
- 환자에게 항시 음악을 들려준다. 음악에 맞추어 환자의 팔을 잡고 움직이거나 같이 춤춘다.
- 어린이와 애완동물을 환자와 함께 놀도록 배려해준다.

제2부

치매환자를 위한 간병의 지혜

4. 기억력 상실과 의사소통을 돕는 지혜
5. 정서적 문제를 돕는 지혜
6. 이상행동을 돕는 지혜
7. 신체적 문제에 대해 돕는 지혜
8. 식사와 영양을 위한 지혜
9. 운동과 사회활동을 돕는 지혜

숙명이라 생각지 말고
가족·사회의 도움을
요청하라.

나의 희생을 줄이고
육체적·정신적 안정이 될수록
양질의 간병을 할 수 있다.

4. 기억력 상실과 의사소통을 돕는 간병의 지혜

사람들은 나이가 들면서 정신적으로 조금씩 느려지는 것을 경험한다. 많은 사람들은 50세 무렵에 기억력이 두드러지게 떨어지며, 70세가 되면 판단하고 의사소통하는 능력이 부분적으로 파괴된다.

치매의 대표적 증상은 바로 이 기억력 상실이다. 단어를 잊어버리기 시작하여 결국에는 읽고 쓰는 능력까지도 잃게 되면서 의사소통에 지장을 가져온다. 또한 기억력 상실은 기분과 행동에도 영향을 미친다. 치매환자는 좌절감과 욕구불만이 쌓이면서 공격적인 성격으로 발전하게 되며, 생각하는 능력이 계속 손상되면서 우울해진다.

치매로 인한 뇌의 손상으로 인해 기억력 상실이 진행되는 것을 막는 의학적 치료는 아직 개발되지 않고 있다. 그러나 전문가들은 기억력을 자극시키는 방법들, 예컨대 현실지향법이나 과거회상법 등을 적용하여 기억력의 쇠퇴를 완화시킬 수 있다고 한다.

이러한 방법을 날마다 실시하면 부분적으로 효과가 있으며, 간병인은 물론 친지나 친구도 함께 참여할 수 있다. 간병인은 이러한 활동을 통해 환자를 돌봄과 동시에 환자를 알게 되고, 또 휴식도 겸할 수 있다.

▪기억력 상실

기억력 상실은 치매환자에게서 가장 먼저 감지되는 증세다. 치매환자는 빨리 잊어버린다. 바로 전에 무엇이 일어났으며, 지금 무엇이 일어나고 있는지에 관하여 아무 생각이 없다. 오래된 사건은 명확히 기억하면서도 최근의 사건들은 기억을 못한다던가, 어떤 것은 기억하면서 다른 것은 기억하지 못하는 것은 뇌가 정보를 저장하고 받아들이는데 문제가 있기 때문이다.

예컨대 의사를 보러 병원에 금방 도착했는데 환자는 집에 가고 싶어 한다. 환자는 너무 빨리 잊어버리기 때문에 시간이 얼마나 지났는지 알지 못한다. 시계를 보고 시간을 아는 것도 초기단계에나 가능하다. 뇌가 손상된 환자는 계속 반복하여 몇 시인지 묻는다. 보통 사람들은 시간에 따라 생활을 하는데 이들은 지금이 몇 시인지를 모르므로 무엇을 해야 할 지에 대한 막연한 걱정에서 시간을 반복해서 묻는다. 물론 간병인이 대답해 주어도 환자는 곧 잊어버리고 다시 묻는 것을 반복한다.

환자는 간병인이 잠시 눈에 안보이면 그 동안 얼마나 오랜 시간이 흘렀는지 느끼지 못하므로 버려진 느낌을 갖게 되어 불안해진다. 이럴 때는 언제 돌아온다고 타이머를 작동하거나 그림으로 그려 주는 식으로 대응한다.

단기 기억이란 몇 초에서 몇 일 혹은 몇 주 전에 일어난 사건에 대한 기억을 말하는데, 치매환자는 특히 이 단기 기억에 문제가 있다. 예를 들면 음식을 만들고 나서 가스를 끄는 것을 잊거나, 자녀의 집을 방문하고도 지금 어디에 와 있는지를 잊어버린다.

장기 기억이란 몇 달 혹은 몇 년 전에 일어난 사건에 대한 기억이나 혹은 일상 생활의 기본적인 활동방법을 기억하는 것이다. 장기 기억은 치매 초기보다는 기억력이 급속히 쇠퇴하는 중기나 말기에 주로 손상된다.

초기 단계에 대부분의 치매환자들은 약간의 지장은 있으나 대체로 정상적으로 의사소통을 하며 사회생활을 한다. 이 단계에 본인의 기억력이 흐려지고 있음을 감지하면서 다른 사람에게는 이 사실을 숨기려고 노력하며, 문제를 숨기려고 화를 내기도 한다. 가끔씩은 흔히 매일 쓰는 단어를 잊어버린다. 예컨대 부엌에서 '노란 것'을 찾는다고 하여, 노란 컵이냐고 물으면 먹는 것이라고 하고, 귤이냐고 하면 둥근 것이 아니라고 하고, 결국에는 바나나를 찾는 식이다.

초기 단계의 환자에게는 보조자료를 이용하여 남아있는 기억력을 도울 수 있다. 예컨대 시간의 흐름을 알게 하기 위해 시계와 달력을 사용한다. 하루가 지나면 달력의 날짜를 지워나가고, 그 날에 할 활동들을 간단히 적어 놓아 환자가 쉽게 보도록 한다. 자주 바뀌는 변화보다는 규칙적인 일과가 환자에게 혼란을 덜 초래한다.

중기 단계에는 기억력 상실이 심해져서 말이나 글씨를 이해하는데 어려움을 느낀다. 중기 환자들에게는 물건을 기억하는데 말보다는 그림이 도움이 되므로 일상생활을 그림으로 지시하면 좋다. 예컨대 어떻게 화장실을 찾고, 부엌을 찾는지를 그림으로 표시해 둔다던가, 냉장고에 주스나 과일 그림을, 부엌 장에 과자나 간식의 그림을, 옷장 서랍에 웃옷이나 속옷, 바지 그림을 붙여서 환자가 자신의 능력으로 찾을 수 있도록 도움을 준다.

평소에 쓰던 대로 물건을 배치하여 환자가 쉽게 볼 수 있도록 하는 것이 좋다. 가족들의 사진이나 가까운 친구의 사진도 혼란을 겪는 환자에게는 도움이 된다. 사진들을 통해 혼란된 마음 속에서도 환자가 간직하고 있는 즐거운 기억의 조각들을 끌어낼 수 있다.

말기 단계의 치매환자는 모든 기억능력을 상실하여 아무 것도 인식하지 못하며 아무도 알아볼 수 없게 된다. 이 단계에 이르면 가족이나 친지도 알아보지 못하며, 어떻게 식사를 해야 되는지, 어떻게 화장실을 사용해야 되는지 더 이상 기억을 할 수 없다. 환자의 생존을 위한 기본적인 활동은 간병인에게 전적으로 의존하여 수행한다.

치매환자는 말한 즉시 잊어버린다. 기억장애가 있는 환자는 기억을 담당하는 뇌신경 세포가 파괴되어 버렸기 때문에 보고, 듣고, 이야기 한 것이 기억에 남지 않는다. 자신이 질문을 한 사실도 잊어버려 자꾸 같은 질문을 반복한다. '몇 번이나 같은 질문을 하시는 겁니까?, 아까 말씀하시지 않았습니까?'라고 반응하면 환자에게는 반발만 일으키게 된다.

치매환자는 새롭게 무엇을 기억할 수가 없다. 따라서 교육이나 설득은 전혀 효과가 없으며, 환자와 간병인 간에 마음과 마음이 통하는 것이 중요하다. 간병인은 받아주는 입장이 되어 성가신 행동에도 너그럽게 대응하는 마음가짐이 필요하다. 특히 치매환자는 초조하고 날카로운 소리에 민감하므로 환자의 마음을 거슬리지 않도록 유의해야 한다.

환자는 가장 신뢰하는 사람에게 치매증상을 심하게 나타낸다. 치매환자는 가장 가까운 사람, 즉 간병인을 신뢰하므로 안심하고 증상을 드러낸다. 마치 어린아이가 엄마에게 투정하는 것과 흡사하다. 초기에는 간병인이 아닌 가족에게는 치매를 드러내 보이지 않는다. 따라서 간병인은 '내가 잘 돌봐주고 있는데 왜 내게만 이렇게 할까' 라고 생각하지 말고 이를 신뢰의 증거로 받아들이고 따뜻하게 대한다.

치매환자는 자신에게 불리한 사실은 절대 인정하려 하지 않는다.

인간은 누구나 자신이 생존에 필요한 능력을 상실했다는 사실을 인정하고 싶어하지 않는다. 치매환자는 거짓말이 탄로나도 남의 탓으로 돌리며 절대 자신이 잘못한 것을 인정하지 않는다.

또한 다른 사람의 마음을 고려하려고도 이해하려고도 하지 않는다. 따라서 치매환자와 대응할 때에는 무한한 인내가 요구된다. 간병인은 자신의 인내가 한계에 도달하기 전에 환자의 주의를 돌리거나 혹은 여의치 않을 경우 일시적으로 다른 사람과 교대하는 등으로 해결책을 강구해야 한다.

▪ 기억력을 돕는 방법

① 현실지향법

현실지향법이란 환자가 현재의 생활에 정착할 수 있도록 다양한 수단을 이용하여 일상생활에 필요한 기억을 계속 상기시키는 행위를 지칭한다. 현실지향법이란 환자가 무엇인가를 생각하도록 지속적으로 유도하여 현실 감각을 가지게 하고 기억력을 증가시키는 방법이다. 예컨대 기억이 나도록 이야기를 유도하거나 혹은 사람들과 어울리면서 기억을 유도한다. 초기 단계의 환자에게는 기억을 돕는 보조자료를 이용하여 남은 기억력을 도울 수 있다.

치매환자는 새로운 사람이나 환경을 접할 때 움츠리곤 하는데 이러한 행동은 외부로부터 오는 감각자극의 부족에서 온다. 이를 방지하기 위하여 현실지향법을 지속적으로 반복하여 적용함으로써 기억력의 감퇴를 도울 수 있다. 이 방법을 통해 환자의 자아 존중감을 높이고 문제행동을 줄일 수 있다.

환자가 익숙하고 편안한 환경에 있어야만 현실지향법을 적용하여 기억을 자극할 수 있다. 주위에 혼동을 일으키는 소음이나 사람이 없는 환경에서 적용한다. 기억을 돕는 보조자료로는, 가족 사진첩, 낱말 카드, 지구 모형도, 큰 조각으로 된 그림 맞추기, 큰 글씨로 된 사전 등을 이용한다. 간병인이나 치매환자가 그 날, 그 주, 그 달에 행할 일이나 행사, 날씨를 적어 놓는 칠판이나 메모판을 사용하는 것도 한 방법이다.

현실지향법은 정신적으로 심하게 혼란해진 환자에게도 적용할 수 있다. 이들에게는 좀 덜 복잡한 정보를 제공한다. 즉 자신의 이름과 주소, 간병인의 이름, 색깔, 날마다 접하는 사물을 알아볼 수 있게 하는 방법 등이다. 이 현실지향법은 환자의 일상생활을 수행하면서 24시간 계속 적용할 수 있다.

현실지향법을 적용하는 구체적인 예

- 작업에 관한 지시 사항을 적어 놓는다.
  치매환자는 과거에 세탁기를 수없이 사용했음에도 불구하고 지금은 비누 양을 얼마만큼 어디에 넣고 무엇을 눌러 작동하는지 기억하지 못할 수 있다. 세탁기에 사용법을 간단히 쓰고 그림을 곁들여 표시해 둔다. 화장실에도 "변기의 물을 내리세요", "손을 씻으세요"라고 용무를 끝낸 후 기억을 도울 수 있도록 써 놓고 그림이나 사진을 곁들인다.
- 서랍이나 상자 등에 내용물의 이름과 함께 그림이나 사진을 붙여 둔다.
  그림 자료는 치매환자가 옷, 양말, 화장실 용품, 부엌 용품, 사진, 책 등 일상 생활에서 자주 사용하는 것을 찾는데 도움이 된다.
- 가구나 물건들을 옮기지 말고 정리 정돈하여 간단하게 해 둔다.
  치매환자는 정돈되어 있는 상태에서 좀 더 잘 적응할 수 있다. 옷장, 텔레비전, 라디오, 심지어는 벽에 있는 사진까지 장소를 옮기면 혼란을 줄 수 있다.
- 하루의 정해진 일과를 써 붙여 놓는다.
  무엇이 일어나는지 환자가 알 수 있도록 하루 일과를 크게 적어 놓는다. 예를 들어 세수하고 양치질하고 옷 갈아입고 난 후 아침식사 하고 정원에 나가고 점심식사 후 산책하고 친구에게 전화하고, 저녁식사 후 책을 읽고 텔레비전보고 잠자리에 든다 등등을 적어 놓는다. 규칙적인 일과는 자주 바뀌는 변화보다 혼란을 덜 불러일으킨다.
- 큰 달력을 벽에 붙이고 하루가 지나면 그 날을 지워나간다.

달력에 의사와의 약속, 친지 방문, 장보기 등 해야 할 일들을 적어 놓는다. 큰 시계도 쉽게 볼 수 있는 곳에 걸어 둔다. 이런 방법은 치매환자가 시간의 흐름을 인식하는데 도움을 준다.

- 사람, 물건, 시간 등에 대하여 잘못 인식하거나 혼동을 하는 경우에 무엇이 틀렸는지 조심스럽게 부드러운 소리로 정정해 준다. 이러한 방법을 통해 환자를 다시 현실로 돌아오도록 할 수 있다. 예를 들면 햇빛이 비치는 것을 보고도 비가 온다고 하면 조용히 환자를 창가로 데리고 가서 '비는 그쳤고 해가 나고 있다'고 말해 주면서 '따뜻한 햇살을 느낄 수 있냐'고 물어본다. '어디 지금 비가 오느냐'고 면박을 주어서는 안 된다.
- 매일 하는 대화에도 날짜, 시간, 그리고 친숙한 사람과 사물의 이름을 구체적으로 거론한다.
- 치매환자가 일상 생활을 하는데 용기를 북돋아 준다. 예컨대 옷을 입고 식사하고 개인적 용무를 스스로 하려고 할 때 칭찬한다.
- 기억력이 손상된 사람이라도 존경심을 갖고 대한다. 반말을 하거나 아이를 대하듯 하지 않는다.

② 과거회상법

이 방법은 환자에게 과거의 즐거웠거나 인상적인 기억들을 회상하도록 함으로써 기억력의 상실을 늦춤과 동시에 자긍심을 갖도록 하는 치료법이다. 중기 환자의 경우, 단기 기억은 사라졌으나 장기 기억은 남아있다. 간병인은 이 점을 이용하여 환자에게 과거에 관하여 자주 이야기하여 환자에게 용기를 북돋워 준다.

이 방법은 치매환자의 이야기를 기꺼이 들어 줄 수 있는 사람은 누구나 활용할 수 있다. 간병인은 물론이고 치매환자의 가족, 특히 손자, 손녀들은 좋은 상대자가 된다. 과거를 회상하는 방법은 치매환자에게는 치료법인 동시에 간병인에게는 환자에 대한 정보를 얻는 유용한 기회가 된다.

과거회상법을 적용하는 구체적인 예

- 과거에 대하여 질문을 할 때에는 '예' 혹은 '아니오' 보다는 긴 답을 요구하도록 질문한다. 예컨대 "젊을 때 요리하기를 좋아하셨어요?"라고 묻기보다는 "무슨 음식을 잘 하셨어요?"라고 묻는다면 좀 더 긴 답을 유도할 수 있다.
- 환자가 자신의 이야기를 계속할 수 있도록 그 다음에 일어난 일을 묻는다. 예컨대 "그 일이 힘들었어요?"라든지, "어떻게 그렇게 할 수 있었어요?"라고 이야기의 내용을 보다 상세히 서술하도록 유도하는 질문을 한다.
- 과거에 성취한 일, 재능, 기술 등에 대하여 이야기하도록 용기를 북돋아 준다. 예를 들면 "예전에는 아주 유명한 화가이셨다면서요?" 혹은 "할머니의 음식 솜씨는 주위에서도 다 알아줄 정도였다죠?"라고 묻는다.
- 과거 경험에 대한 환자의 감정에 공감을 표시한다.
  예컨대 "그때는 정말 재미있는 시절을 보내신 것 같군요" 라든지 "가까운 친구가 그렇게 속이다니, 저라도 그땐 화가 났겠어요"라고 반응하는 식이다.
- 간병인의 임무는 들어주는 것임을 명심해야 한다. 간병인의 견해 표명은 짧게 하며 환자가 말하는 것을 방해해서는 안 된다.
- 환자의 아픈 기억들은 가급적 피한다.
  이야기 도중에 불편해 하거나 당황해 하는 기색이 보이면 다른 이야기로 화제를 돌린다.
- 과거를 회상하기 쉽도록 옛날 사진, 자주 먹던 음식, 옛 노래, 좋아하던 장소 등 감각을 자극 할 수 있는 단서를 이용한다. 예컨대 예전에 어머니와 즐겨 듣던 노래도 틀고, 좋아하던 음식을 먹으면서 과거의 기억을 더듬게 한다.

• 특별한 과거의 일을 회상하기 위하여 날짜를 정확히 지정해 준다. 예컨대 결혼식 날이나 생일과 같이 특정한 날을 지정하여 이야기하도록 한다.

의사소통을 돕는 방법

치매환자는 적절한 단어를 구사하여 타인에게 자신의 의사를 표현하는데 어려움이 있다. 또한 다른 사람이 말하는 것을 이해하는 데에도 어려움이 있어 방금 무슨 말을 들었는지 잊어버린다. 환자는 자신에게 기울여지는 관심에 민감하다. 대화할 때 환자에게 관심을 기울이며 환자가 존중되고 있다는 것이 전달되도록 한다.

치매환자와의 의사소통에서 일반적으로 발생하는 문제와 대응방법

- 말을 정확히 들었는지 확인한다.
  나이가 들면 듣는 정확도가 떨어지며 일반적으로 부분적인 청각장애를 갖고 있다.
- 목소리의 높이를 낮춘다.
  높은 목소리는 사람을 흥분시키는 비언어적 신호이다. 듣는데 장애가 있는 사람에게는 낮은 목소리가 더 편하다.
- 대화를 방해하는 소리나 움직임을 없앤다.
  큰 소리나 움직임은 환자의 생각을 정리하는데 방해가 된다.
- 가급적 짧은 단어와 간단한 문장을 사용한다.
  '내가 생각하기에 이러는 것보다는...'이라고 하는 것보다 '이렇게 하는 것이 좋다'라고 간단하게 말한다.
- 간단한 질문을 한 번에 하나씩 한다.
  간식으로 사과를 드릴까요, 떡을 줄까요, 아니면 나중에 드릴까요? 하는 복잡한 질문은 환자의 선택 능력을 넘을 수 있으니 피한다.
- 한 번에 하나씩만 하도록 순차적으로 지시한다.

환자는 여러 가지를 동시에 기억하지 못한다. 예를 들어 목욕할 때 각 단계마다 구분하여 한 번에 한 동작씩 수행하도록 지시한다.

• 천천히 말을 하고, 환자가 반응할 시간을 갖도록 기다린다.
뇌에 손상을 입은 사람은 생각의 속도가 보통 사람들보다 훨씬 느리다. 반응을 보일 때까지 끈기있게 기다린다.

① 자신의 의사를 표현하지 못할 때

치매환자는 자신의 생각을 표현하는 적절한 단어를 찾지 못할 때 비슷한 단어로 대체하여 설명하는 경향이 있다. 예컨대 레코드판을 말하려는데 그 단어가 생각나지 않아 노래가 나오는 둥그런 것이라고 하는 식이다. 이처럼 단어를 잊은 사람과 대화하는 데에는 많은 인내심이 요구된다. 원하는 단어를 찾으려고 애쓰며 같은 말을 계속 반복하다가 문장을 끝내지 못하는 경우가 많으므로, 침착하게 기다리면서 압력을 가하지 않도록 주의한다.

환자가 단어를 찾는데 시간이 걸리더라도 앞질러 환자의 문장을 완성해 주는 것은 바람직하지 않다. 때로는 본인이 무엇을 이야기했는지 잊어버려서 문장 도중에 그쳐버리는 경우도 있다. 이럴 때는 다시 처음부터 시작하도록 도와주거나, 혹은 조용히 마지막 몇 마디 말을 반복해 준다. 그래도 계속할 수 없다면 그가 이야기하려던 것과 관련된 질문을 해본다.

증세가 악화됨에 따라 간병인은 궁극적으로 환자가 말하는 몇 단어만 듣고도 의미를 해독할 수 있도록 되어야 한다. 치매환자는 갈수록 사용하는 단어에 제한이 심해지며, 결국에는 이야기할 수 없게 되고 웅얼거리거나 언어로 소통하는 것이 불가능해진다. 이 단계에 이르게 되면 몇 마디의 단어와 몸짓 등의 비언어적 신호로 환자의 의도를 이해할 수 있어야 한다.

환자가 자신의 의사를 잘 표출할 수 있도록 하기 위해 다음 사항에 유의한다.

- 환자를 편안하게 한다.
  치매환자는 압력을 느끼지 않을 때 의사소통을 더 잘할 수 있다.
- 환자를 산만하게 하는 요소를 최대한 줄인다.
  라디오나 텔레비전을 끄고, 다른 사람이 같은 방에 있다면 환자를 조용한 장소로 데리고 가서 말한다.
- 의사소통이 반드시 필요한 상황에서는 간단하게 '예', '아니오'로 대답할 수 있게 질문한다. 예컨대 "이런 말씀인가요？" 혹은 "이곳으로 갈까요？"와 같이 질문한다.
- 게시판이나 그림과 같이 의사소통에 도움을 주는 보조 수단을 사용한다.
- 환자의 말을 잘 이해했음을 확인시켜 준다.
  "그러니까 이러 이러한 말씀이시죠？"등으로 간병인이 제대로 이해했음을 확인시킨다.

② 상대방의 말을 이해하지 못할 때

치매환자는 상대방의 이야기를 이해한다고 해도 금방 잊어버린다. 간병인이 환자에게 '지금 장보러 나가서 30분 후에 온다'고 말하면 '알았다'고 하지만 몇 분 후에는 간병인을 찾는다. 이는 환자가 간병인이 어디에 간다고 말했던 사실을 잊어버린 것이다. 또 다른 예로 국을 먹겠느냐고 물었을 때 그렇다고 해서 주면 '안 먹는다'고 한다. 이는 환자가 간병인이 이야기 한 것에 대답은 했으나 묻는 내용을 정확히 이해하지 못했다고 봐야 한다. 이럴 때는 그림이나 혹은 실제 물건을 보여주며 질문을 한다.

반복된 질문에 대답을 몇 번 했어도 처음에 하는 것과 같이 성실히 대답해 주어야 한다. 만일 너무 많이 묻는다면 휴식을 갖고 다른 식구와 교대를 해본다. 반복된 질문에 대한 대답은 눈에 띄는 장소의 게시판에 써 놓는다. 예컨대 '오늘 오후 2시에는 공원에 간다.' 라고 써 놓음으로써 환자가 되묻지 않게 된다.

환자의 이해를 돕기 위하여 다음 사항에 유의한다.

- 치매환자가 보청기나 안경을 사용한다면 잘 보이는지 혹은 제대로 작동하는지를 확인한다.
- 주위에 음악소리나 다른 혼란스런 요소를 없앤다.
- 치매환자가 집중력을 갖도록 도와준다.
  때로는 대화 중에 이름을 부르고, 눈을 맞추고, 부드럽게 손이나 팔을 만져 주의를 환기시킨다.
- 물건, 장소 혹은 활동에 대해 애매하게 이야기하지 말고 확실하게 한다. 예컨대 "나갈까요?"라고 말하기보다는 "슈퍼마켓에 가볼까요?"하고 장소를 분명히 하며, "과일을 드시겠어요?"보다는 "사과를 드시겠어요?"하고 물건을 구체적으로 이야기한다.
- 질문의 내용을 다시 반복할 필요가 있을 때는 같은 단어를 사용한다. 예컨대 "휴지 좀 주세요"라고 했는데 반응이 없어서 다시 이야기하면서 "이리로 휴지 좀 건네주세요"라고 한다면 환자의 혼란을 초래하게 된다.
- 카드나 그림, 사진 등을 이용한다.
  대화능력을 거의 잊어버린 환자에게는 카드를 사용하고 그림이나 사진들을 붙여서 의사소통을 돕도록 한다. 예컨대 화장실, 칫솔, 안경, 음식 종류의 그림이나 사진을 이용한다.
- 하려고 하는 행동을 직접 보여준다.
  이를 닦으라고 할 때 간병인의 칫솔과 환자의 칫솔에 치약을 똑같이 짜놓고 환자의 손에 칫솔을 쥐여 주고 함께 닦는 식으로 지도한다. 말로 지시하는 것보다는 간병인의 행동을 따라하도록 하는 것이 보다 효과적인 의사소통 방법이다.

③ 비언어적 의사소통

치매환자는 비언어적 신호인 몸짓이나 표정으로 의사전달을 한다. 감정을 나타내는 미묘한 변화, 예컨대 숨소리의 변화, 얼굴색의 변화에서 감정을 읽을 수 있다. 비언어적 의사소통에는 신호, 시범, 흉내내기, 인도하기 등이 있다. 예컨대 손을 씻으라는 신호를 줄 때에는 수돗물을 틀고 환자의 손을 물로 인도하거나, 혹은 어떻게 하는지 시범을 보이고 환자에게 수건을 준다. 손을 씻었는지 확인할 때 환자의 손을 만져보고 미소를 지어 보인다. 비언어적인 의사소통도 언어를 사용할 때와 마찬가지로 부드럽게 접근하며 가볍게 손을 만지는 방법으로 긍정적인 호의를 표시한다.

치매가 경미한 단계에서는 최소한의 도움으로 서로를 이해할 수 있으나 상태가 악화되면서 의사소통방법이 변하게 된다. 환자는 기억에 남아있는 단어들과 몸짓으로 의사소통을 시도하는데 몸짓과 자세는 물론, 말의 성량, 높낮이, 그리고 리듬 등에서 환자의 의도를 읽게 된다. 간병인은 이러한 환자의 의도를 시행착오를 통해서 파악할 수밖에 없다.

환자와 의사소통이 전혀 안 되는 단계에서 간병인은 환자가 편안하게 있는가를 규칙적 일과로 체크한다. 옷은 편안한지, 방은 따뜻한지, 상처가 난 곳은 없는지, 배가 고프거나 졸리는지 살피고, 규칙적으로 용변을 보도록 한다.

환자에게 신체적인 언어를 사용할 때는 다음 사항에 유의한다.

- 정면으로 마주보며 이야기하고 무릎을 꿇는 식으로 하여 같은 눈높이에서 눈을 맞춘다.
- 환자보다 높은 위치에서 팔짱을 끼거나 주먹을 단단히 쥐는 것은 위협적인 자세가 되므로 피한다. 손을 뒤로 하거나 호주머니에 넣고 환자와 적당한 위치에 선다.

- 미소를 짓거나 손을 잡는 식으로 관심을 표현하다.
- 환자의 앞에서 접근하며, 뒤로부터 다가가는 것을 피한다. 뒤로부터 접근하면 환자가 놀라거나 개인적인 공간을 침범 당하는 것으로 여기게 된다.

환자를 만질 때에는 그 사람의 개인적 배경이나 치매 진행단계에 따라 방법이 다를 수 있다. 만지는 것을 싫어하는 환자에게는 그의 민감한 성격을 존중하는 것이 필요하다. 환자가 만지는 것을 좋아하는지 알 수 있도록 눈을 맞추어 본다. 만질 때에는 신중히 한다.

어떤 환자는 끌어안을 경우에 거부반응을 일으킬 수도 있다. 화가 난 환자는 천천히 조금씩 만지는 것이 좋다. 어깨에 손을 얹거나 어깨나 손을 가볍게 두드려 주는 것도 좋은 방법이다.

5. 정서적 문제를 돕는 간병의 지혜

치매환자는 자신의 감정을 잘 조절하지 못한다. 치매환자는 때때로 불안・초조, 우울증, 분노, 환각・망상, 편집증세와 의심, 흥분, 혼란상태 등과 같은 감정적 문제에 빠진다. 감정을 조절하기 힘든 문제는 상대가 누구인지 알아보지 못하는 문제와 중첩되어 상황을 더욱 어렵게 만든다.

예를 들어 치매환자인 어머니가 자녀에게 욕을 하면서 때리려고 한다면 이는 어머니가 자녀를 알아보지 못하고 자기가 지금 무엇을 하는지 알지 못하기 때문이다. 이럴 때 간병인인 자녀는 어머니의 평소 부드러웠던 모습을 떠올리며 정성스럽게 대응한다.

어떤 환자는 밤에도 가만히 앉아있지 못하고 제자리를 배회하면서 오래 전에 죽은 친지에게 가야 한다면서 중얼거린다. '그 사람은 이 세상에 없다'고 해도 거짓말이라고 하며 가야 한다고 계속 우긴다. 식사를 하라고 하면 자기에게 독이 든 것을 먹으라고 한다며 소리를 지르고 마치 간병인이 자기를 해치는 것으로 생각한다.

이때 간병인은 놀랄 수밖에 없고 환자를 겁내게 되며, 혹시 미친 사람과 함께 사는 것이 아닌가 하는 생각이 든다. 간병인은 이러한 문제에 지혜롭게 대응함으로서 환자가 감정을 조절할 수 있도록 돕는다.

■ 불안 · 초조

앞에서 설명한 제3단계(이상함을 인식하지 못하게 된 단계)에 있는 치매환자들이 보이는 가장 흔한 증상은 불안·초조감이다. 불안은 이미 잊혀진 사건에 대한 과거의 감정으로부터 기인한다. 예를 들면 자녀를 학교에서 데려와야 하는 것과 같은 과거의 책임에 대한 걱정이 불안을 초래한다. 불안은 누구에게나 두려울 때 정상적으로 나타나는 반응이므로 정면으로 대결해서는 효과를 거둘 수 없다.

환자들이 머릿 속에서 상상하는 것을 추측하여 그릇되다거나 혹은 환자 자신의 책임이 아니라고 말하며 설득으로 해결하려고 하는 것은 효과가 없다. 환자는 상대방이 자신에게 이야기하고 있다는 것은 알지만 상대가 누구인지 모를 수 있는데, 이 점이 환자에게는 혼란을 야기하며 불안·초조감을 불러온다.

불안·초조감은 치매환자가 상실감, 혼란, 혹은 두려움을 느낄 때 생긴다. 불안·초조감은 치매의 초기단계에서 흔히 관찰되는데 이는 환자 본인이 자신의 능력을 상실하면서 전처럼 생각하거나 행동할 수 없다는 것을 인식하는 데서 발생한다.

평소 자신만만하게 행동했던 어떤 환자는 '나는 이제 아무 것도 제대로 하지 못하겠다'라는 생각이 들면서 혹시 가족들이 나를 버릴지도 모른다는 불안감에 사로잡혀 오히려 가족들을 멀리 하게 되었다. 환자의 이런 행동이 환자 자신의 잘못 때문이 아니라고 설득하는 것은 매우 힘들다.

간병인은 다양한 방법을 동원하여 환자의 불안·초조의 정도를 낮출 수 있다. 불안·초조를 유발하는 강박관념에서 멀어지도록 관심을 다른 곳으로 유도하는 방법이 효과적이다. 환자가 즐겨할 수 있는 공예품을 만들거나, 노래를 하는 등으로 환자의 기분을 좋게 만들 수 있다.

제3단계에 있는 환자의 경우 부분적으로 인식을 하기도 하고 부분적으로 인식을 하지 못하기도 하지만 환자 앞에서는 자극적인 말이나 행동을 삼가며 간병인의 무심한 행동으로 인하여 상처 받지 않도록 유의해야 한다.

어떤 여성 치매환자는 남편을 인식하지 못하고 이방 저방으로 불안해 하며 찾으러 다닌다. 환자는 남편이 있음을 기억하나 같이 있는 사람이 남편이란 것을 인식하지 못하는 상태이다. 심리적 혼란이라는 것을 이해하고, 부인과 함께 남편이 본인을 찾는 행동을 하는 식으로 대응할 수도 있다. 이런 경우 환자의 배우자는 이상행동이 치매의 한 과정이라는 것을 받아들이기까지 많은 갈등과 고통 속에서 지내게 된다.

병이 진전됨에 따라 상점이나 병원 같은 친숙하지 않은 장소에서 불안 초조해 한다. 특정한 물건을 잃어버렸다거나, 혹은 특별한 사건에 대해 불안을 표출하는 경우도 있다. 예를 들면 오래 전에 처분한 자동차를 잃어버렸다며 찾아야 한다고 걱정하는 경우이다.

안절부절하고 흥분하기 잘하며 신경질적으로 왔다갔다 하는 것은 불안·초조의 한 증세이다. 예를 들면 수도꼭지를 끝까지 틀었다가 잠그기도 하고 옷장의 옷을 다 꺼냈다가 도로 넣는 행동을 하기도 한다. 불안·초조한 감정이 위험한 행동을 수반할 수도 있으므로 환자의 감정을 완화시키는 것이 중요하다. 안정을 시키려해도 환자의 불안이 감소하지 않을 때 격한 감정적 반응과 함께 언어나 육체적으로 공격적 행동을 나타내기도 한다. 공격적 행동이 돌발하지 않도록 간병인은 항시 사랑으로 보살펴야 한다.

불안 · 초조의 원인

- 속박이나 제한, 낯선 주위환경, 하고자 하는 일이 너무 어려울 때
- 혼란이 증가하거나, 환각 · 환상 또는 기억력 상실.
- 심한 자극, 편집증세, 공포, 과거의 안 좋았던 기억
- 개인적인 공간의 부족, 언어능력의 부족, 의사소통의 어려움
- 아프거나 불편하거나 혹은 피곤할 때
- 소유물을 잃어버렸을 때
- 화장실에 갈 필요가 있을 때
- 약물의 영향

불안 · 초조한 기분을 완화하는 방법

- 환자의 감정이 이해되었음을 알도록 한다.

  이야기나 몸짓 혹은 표정으로 안심하도록 해준다. 가볍게 등을 두드리거나 손을 잡거나 어깨를 감싸는 등으로 확신을 준다. 특히 옷을 입거나 식사할 때 환자가 좌절감을 느끼면 조용하고 부드러운 억양으로 이야기하면서 눈과 눈을 맞추어 안심시킨다.
- 불안함은 오후에 더 빈번히 일어나므로, 이 시간에는 조용한 활동을 하도록 한다.

  예컨대 빨래를 접거나 청소를 하는 등의 집안일을 계획할 수 있다.
- 활동의 지시는 간단하게 하며 재촉하지 않는다.
- 육체적인 활동을 권장하되 피곤하지 않도록 하며, 스트레스 받는 힘든 활동은 피한다.

- 산책하거나 화초를 돌보거나 공놀이를 하는 등 가벼운 활동이 적당하다. 조용한 음악과 함께 하면 기분을 안정시키는데 효과적이다.
- 카페인이 들어있는 음료수를 금한다.
  커피, 홍차, 콜라 등을 마시거나 초콜릿을 먹은 후에 많은 환자들이 불안・초조감을 경험한다.

▪ 우울증

우울증은 치매의 초기 단계에서 흔히 발생하지만 어느 단계에서나 일어날 수 있다. 우울증은 슬픔, 비활동성, 집중의 어려움, 절망, 희망이 없는 느낌, 자살충동 등의 정신병적 장애를 말한다. 치매와 우울증이 함께 나타날 때 지능의 쇠퇴가 더 심해질 수 있고 기억력 상실, 혼란 또는 정신적 기능 변화의 원인이 된다. 우울증에 의한 치매는 치료될 수 있으며, 우울증이 치료되면 기억력도 따라서 좋아진다.

우울증의 원인은 다양하며 아직 분명히 밝혀지지 않았다. 깊은 슬픔이 우울증을 유발하기도 하지만 뇌 속의 화학적 반응도 우울증의 한 원인이다. 우울증은 지위의 고하, 수입의 많고 적음에 관계없이 누구에게나 찾아온다. 우울증은 치료될 수 있는 병이나 우울증으로 고통받는 환자의 3분의 2는 치료를 받지 않는다.

치료를 받는 경우 80% 이상은 치료가 가능하다고 한다. 투약과 심리요법을 동시에 사용하여 우울증을 치료하는데 일반적으로 약을 처방하기 전에 생활습관을 바꾸거나 혹은 상담을 권유 받는다.

노년에는 몸뿐만 아니라 마음도 불편해진다. 잠이 잘 오지 않고, 식욕도 떨어지며, 무기력해지게 된다. 침착하지 못하고 잠도 잘 자지 못하며 집중력에 어려움을 겪고 집에 틀어박혀 움츠리는 행동 등이 흔히 감지되는 우울증의 신호이다. 심하면 자살충동에 시달리다 치매로 발전하는 것이 노인 우울증이다.

노인 우울증은 50% 가량이 치매로 발전하므로 노인이라 그런가보다 하여, 우울증을 방치하면 치매로 발전된다. 가벼운 우울증은

2～3주간의 약물치료로 좋아지므로 조기에 발견하여 치료하는 것이 중요하다. 흔히 초기 단계의 치매환자가 기억상실과 여타 능력 상실을 본인이 알게 되면서 낙담하고 우울증에 빠진다.

치매환자의 4분의 1 가량이 우울증세가 있다고 한다. 새벽에 일어나 불안함을 불평하고 다시 잠을 이루지 못하는 행위도 흔한 우울증의 신호이다.

치매환자는 많은 것을 상실하는 경험을 한다. 기억과 판단능력, 의사소통 기능, 자신의 정체성, 사회적 지위와 역할을 잃는다. 이러한 상실감은 슬픈 감정을 유발하는데 치매환자는 왜 슬픈지도 모르면서 슬퍼한다. 이러한 감정은 언어보다는 몸짓을 통해 나타낸다.

환자들이 슬픈 감정, 후회, 걱정, 절망, 저기압 등을 울음이나 혹은 언어로 표현하는 것을 받아주고 지지해주는 것이 환자를 이러한 감정에서 벗어나게 하는데 도움이 된다.

치매환자의 우울증을 완화시키는 방법

- 의사소통의 길이 열려 있음을 확신시킨다.
  환자가 자신의 느낌을 이야기하고 싶을 때 들어줄 사람이 있다는 것을 알게 하여야 한다.
- 환자에게 잘못된 희망을 주어 낙담하게 하는 일을 피한다.
  가능한 한 냉정하고 침착하게 사실을 알리는 것이 좋다.
- 가벼운 운동이나 사회적 문화활동을 격려한다.
  여러 사람과 접촉하는 것을 불편해 하면 강제로 참여하게 하지 않는다. 이 경우 친척이나 친구들과 한 사람씩 만나게 하는 방법이 좋다.
- 명상하는 습관과 몸과 마음을 진정시키는 운동을 권한다.
  명상이나 요가는 집에서도 할 수 있으며 특히 몸과 마음을 진정시키는 좋은 운동이다.

• 술을 금한다.

술은 정신적 혼란을 야기하며 우울증을 증가시킨다.

이러한 사회심리요법이 효과가 없으면 약을 사용할 수 있으나 떨림, 혼란, 불안, 어지러움, 무기력, 근육조절능력 상실, 메스꺼움, 시야가 흐려짐, 삼키는 것이 어려움 등의 부작용이 따를 수 있고 심장에 무리가 갈 수도 있으므로 의사들은 가급적 약물처방을 최소화하는 경향이 있다. 그러나 사람에 따라 부작용보다는 효과가 큰 경우도 있으므로 약을 사용할 때는 의사와 상의하여 지시에 따른다.

환각 · 망상

치매가 진행됨에 따라 환각증상이 나타난다. 환각은 물체, 냄새, 소리, 촉각, 미각 등을 그릇되게 지각하는 것이다. 아무도 주위에 없는데 소리를 듣거나 음식이 없는데도 고기 굽는 냄새를 맡거나 있지도 않은 것을 잡으려 한다. 이러한 행동이 환자를 흥분시키지 않는다면 환각을 막으려고 하기보다 그대로 놔두는 것이 낫다.

초기 단계에는 환각을 중지시키는 일이 쉽지만 병이 진전됨에 따라 점점 더 어려워진다. 때로는 간단한 질문이나 말을 건넴으로써 환상에 빠진 사람을 되돌릴 수 있다. 시각적 환상이라면 환자와 얼굴을 맞대고 조용히 무엇이건 이야기하여 환상에 빠지는 것을 방해할 수 있다.

어떤 환각은 환자를 공포에 몰아넣어 잠자는 것을 두려워하며 불안하게 한다. 침대위로 이불을 머리까지 덮기까지 한다. 방안에 새가 가득하다 하여 무슨 새냐고 물어보면 설명도 한다. 이런 환자는 우선 신체검사를 받아야 한다. 환각의 원인이 약물이나 술, 탈수증, 방광이나 신장의 감염, 기타 격렬한 통증에 의한 증세인 경우 쉽게 치료가 가능하기 때문이다.

거울, 텔레비전, 유리창문, 기타 표면이 반짝이는 물건들이 환각을 일으킬 수 있다. 환자는 자신의 모습이 반사되는 것을 보고 다른 사람이 있는 것으로 착각하기도 한다. 거울에 반사된 영상과 환상이 복합될 때 혼란이 가중되므로, 이러한 상태를 방지하기 위해 반사되는 물건은 덮거나 치워놓는다. 가끔 사진에 있는 사람에게 먹을 것을 주려고 하는 사람도 있다. 이럴 때에는 사진이나 그림을 치운다.

아무 것도 보이지 않고 들리지 않는 상황에서 보고 이야기를 하거나 때로는 아무 이유도 없이 씩 웃을 때를 발견하게 된다. 무엇이 환자를 저렇게 행동하게 하는지 환자의 생각을 읽을 수 있으면 하고 바라기도 하지만, 환자와 논쟁을 하거나 이성적으로 설명하는 것은 환각을 보는 환자에게 유효한 설득수단이 아니다. 환각은 치매환자에게는 정말 실체인 듯이 보이므로 환자가 놀라거나 진정하지 못한다면 우선 환자를 안심시키고 편안하게 해준다.

망상은 사실이 아닌 것을 믿는 것이다. 예컨대 자기가 여왕이고 신하들이 곧 온다고 하며, 말 타고 오는 소리가 안 들리느냐고 한다. 혹은 마피아 단원들이 자기를 쫓아온다고 한다.

이때 환자에게 음식을 주거나 화제를 돌려 날씨가 어떠냐고 물어보거나 식사준비를 하자고 하거나 산책을 가자고 하여 망상의 상태에서 깨어나도록 하는 것이 효과적이다. 그러나 이러한 방법이 항상 효과를 거두는 것은 아니므로 환자의 생각을 변화시키기 힘들다는 점을 받아들여야 한다. 망상은 대개 해로운 것은 아니므로 환자를 편안히 안전하고 즐겁게 해주면 효과가 있다.

환각 증세를 보일 때 대처방법

- 간병인이 평온한 마음을 갖고 대응한다.
  "당신 미쳤군요." 혹은 "그런 것은 있지도 않아요." 등의 말을 하는 것은 환자나 간병인 모두에게 도움이 안 된다.
- 간병인이 도와주려고 한다는 것을 환자에게 확신시킨다.
  손을 잡아주면서 함께 있을 테니 걱정하지 말라고 말해 준다.
- 산책이나 간식을 주며 환자에게 다른 생각을 못하도록 한다.
  때로는 찬물로 환자를 씻도록 하면 환각에서 벗어날 수 있다.
- 환자의 환각에 정직하게 대응한다.
  만일 환자가 방에 벌이 돌아다닌다고 하면서 당신도 들었냐고 물으면 "어머니는 벌을 보고 소리도 들었지만 나는 보지도 듣지도 못했다"고 정직하게 말한다.

- 환각은 실제 있는 것을 과장한 것에 불과한 경우도 있다. 어린이들이 가끔 실제 있는 것을 과장하여 무서워하듯이 치매환자도 그럴 때가 많다. 예컨대 밖에 널어놓은 빨래를 밤에 보고 정신이 혼란하여 소리치는 경우 빨래를 걷어 들이고 이제는 없어졌으니 안전하다고 안심시킨다.
- 때로는 텔레비전을 보고 환자에게 실제로 일어나는 것으로 잘못 해석할 경우가 있다. TV프로그램에 대한 환자의 반응을 주시하고 그에 따라 TV시청을 잘 관리·감독한다.

편집증세와 의심

편집증세와 의심은 망상과 밀접하게 연관되어 있다. 환자가 자신의 돈이나 소지품을 어디에 두었는지 기억하지 못할 때 다른 사람이 훔쳤다고 뒤집어 씌운다. 자신의 소유물이 도난당했다고 하거나 누군가가 자신에게 해를 끼치고 있다고 믿고 있는 편집증세는 '박해 환상'이라고 할 수 있다. 이 경우 환자의 소유물이 안전하게 잘 있다고 말해주고 마음을 안정시킨다. 환자가 도난당했다는 물건을 같이 찾아보는 자세를 가질 필요가 있다.

아들이 자신을 죽일 것이라고 의심한다면 환자 앞에서 아들 이야기를 하지 않는 것이 좋다. 환자의 편집증세나 의심에 대해 그릇되다고 따지거나 맞서는 것은 사태를 악화시킨다. 혹시 환자가 처해있는 환경이 편집증세를 유발하는데 기여하지는 않았는지 점검해 볼 필요가 있다. 예컨대 환자가 차를 마시겠다고 하는데 다른 음료를 준다면 그 속에 독이 들었다고 믿을 수도 있다. 흔히 치매환자의 편집증세와 의심은 간병인이나 가족들의 반발을 초래하는데 이는 거꾸로 환자의 고통과 슬픔을 가중시키는 원인이 된다.

편집증세와 의심에 대처하는 방법

- 치매환자에게 과대망상적인 행동을 한다고 말해서는 안 된다. 누군가가 환자를 쫒아온다는 과대망상증을 보인다면 환자에게 그렇게 믿는 것이 옳다. 혹은 나쁘다고 이야기하지 않는 것이 좋다.
- 당신이 하지도 않았는데 비난한다면 마음을 진정하고 화제를 바꾼다.

  만일 당신이 자신을 방어하려고 한다면 환자는 당신의 죄를

증명하는 것으로 인식하게 된다. 어떤 물건이 없어졌다면 찾는 것을 같이 도와준다.

- 간병인이 아닌 다른 사람이 의심의 대상이면 당사자에게 환자의 의심에 대하여 이야기하고 이해를 구한다. 방문객에게 환자가 잘못된 억지를 부리는 경향이 있다고 미리 설명해 주는 것이 좋다.
- 많은 사람들이 모인 곳에서는 편집증세가 더 악화되므로 이러한 상황을 피한다.

■ 흥분 · 혼란 상태

치매의 중간단계에 이른 환자의 과반수 이상이 마음의 평정을 잃고 안절부절 하는 흥분 · 혼란 상태를 보인다. 환자의 흥분 · 혼란상태는 본인의 삶의 질을 떨어뜨림은 물론, 간병인들의 정신건강도 해치게 된다.

흥분 · 혼란 상태에 처한 치매환자들은 돌발적인 행동을 하여 소리를 지르고, 불평을 하고, 애매모호한 것을 요구하고, 신음소리를 계속 내며, 욕하고, 물건을 던지고, 공격적이고, 호전적이며, 신경질적으로 왔다갔다 하고, 목적없이 행동을 반복하고, 옷을 벗고, 불안하여 안절부절못하고, 도움을 거절하며, 배회하는 등의 문제를 보인다. 때때로 흥분한 치매환자는 울거나 불면증에 걸리거나 식사거부와 같은 우울증의 증세를 나타낸다.

① 흥분 · 혼란의 원인

흥분 · 혼란의 원인은 매우 다양하다. 언어적 흥분은 환자의 요구사항과 관련될 수 있는데, 이러한 요구사항은 신체적 고통이나 혹은 감정적 고민 때문인 경우가 많다.

• 신체적 질병

흥분 · 혼란상태는 치매환자가 직접적으로 알릴 수 없는 질환을 표현하는 한 방법이다. 환자가 말로 조리있게 고통이나 아픔을 표현할 길이 없어 흥분이 유일한 전달방법이 되기도 한다. 종양, 심장질환, 폐질환, 당뇨병, 관절염과 같은 질환은 치매환자를 곧잘 흥분 · 혼란 상태로 빠뜨려 놓는다. 이보다는 덜 치명적인 질환인 요로 감염, 변비, 피부손상, 치아문제, 약물 부작용, 탈수증도 이러한 흥분 · 혼란 상태를 유발한다. 시력이 약하여 외부의 영상을 잘못 해석하거나, 백내장 혹은 청력장애도 같은 맥락에서 흥분·혼란 상태를 유발한다.

• 심리적 문제

치매환자는 심리적으로 자신을 자제하는 능력을 잃어 흥분·혼란, 근심, 걱정을 하게 된다. 흥분·혼란 상태는 우울증과 함께 하는 경우가 많다. 불면증, 안절부절못함, 우는 것, 음식거부 같은 증세는 사실상 우울증에 더 가깝다.

• 인식기능의 손상

사회적·환경적 조건이나 혹은 개인적 특성이 원인이 될 수 있다. 주거환경의 변화, 수면습관의 변경, 사회적 역할의 감소, 의식기능의 손상, 금전적 한계 등이 환자에게 혼란과 좌절을 유발하며 흥분·혼란 상태를 가중시킨다.

• 신경병리학적 문제

흥분·혼란 상태나 행동장애는 중증 치매환자에게 자주 발생한다. 대뇌 피질의 기능장애로 친숙한 장소에서도 길을 잃어버리거나 혹은 오랫동안 수행하던 기능을 어떻게 하는지 잊어버려 흥분·혼란 상태에 빠지는 경우가 많다.

인간의 생화학적 체계의 이상, 예컨대 뇌혈관 수축이 치매를 악화시킨다. 뇌혈관 수축은 치매가 아닌 사람에게도 충동적이고 공격적인 행동과 관련되는데, 이는 부교감 신경의 손실 때문으로 추정된다.

② 흥분·혼란 상태의 치료

의사의 정밀한 치료를 통해 흥분·혼란 상태는 성공적으로 치료될 수 있다. 행동을 잘 관찰하고 정밀검사를 해 보아야 한다. 의사의 주의깊은 진료는 환자 치료에 도움이 될 뿐만 아니라 간병인과 가족들에게 환자를 효과적으로 변화시킬 수 있도록 도움을 준다.

• 비 약물치료

약물치료에 앞서 환경변화, 행동변화, 계획된 활동의 수행 등으로 가족치료, 정신치료를 먼저 실시하게 된다. 안정적인 환경이나 규칙적인 일과는 환자의 흥분과 혼란 기회를 줄인다. 담으로 둘러쳐진 마당이나 조용한 실내공간은 외부와의 자극을 줄이면서 혼란상태를 최소화함과 동시에 환자의 안전을 보장해준다.
환자의 일상생활과 활동범위를 조절하고 제한함으로써 환자의 행동을 변화시킬 수 있다. 예컨대 산책을 통하여 간병인은 환자의 배회행동을 안전한 방향으로 고칠 수 있다. 긍정적인 변화를 계속 유지하기 위해서 간병인은 환자에게 지속적으로 암시를 제공하고 간단명료하게 지시해야 한다. 운동, 음악, 율동, 산책 같은 일상적이면서 계획된 사회활동이나 오락활동을 즐겁게 하도록 하면 혼란의 빈도를 줄일 수 있다. 그릇정리, 화단 꾸미기, 낙엽 긁기, 사진첩의 사진정리와 같은 일상의 잡일도 도움이 된다.

대부분의 비 약물적 치료는 간병인에 의하여 이루어지므로 환자와 간병인 모두에게 좋은 방향으로 치료가 계획되어야 한다. 간병인은 환자의 흥분·혼란 상태가 간병인을 향한 것이 아니라는 것을 명심하고 환자의 행동을 개인적인 감정으로 받아들여서는 안 된다. 환자의 돌발적인 행동을 통제하기 위해 육체적으로 구속하면 환자의 상태를 악화시킬 수 있으며, 넘어져 다치거나 움직이지 못하는 스트레스로 정신적 고통이 더 악화되게 된다. 치매환자가 왔다갔다 할 수 있도록 주위가 둘러쳐진 안전한 공간을 제공하는 것이 구속하는 것보다 더 효과적이다.

• 약물치료

흥분·혼란 상태가 심해져서 정신병의 증세로 확산될 때, 특정한 증세를 치료하기 위한 약물치료는 효과적이지만 부작용으로 인하여 증세가 더 심각해질 수도 있다. 의사에게 환자의 상태를 자주 보고하여 가급적 짧은 기간 동안만 사용하는 것이 좋다.

미국에서는 약물사용을 엄격히 제한하고 있는데 미연방 규정에 따르면 약물은 정신병 혹은 치매환자의 행동이 다른 사람에게 위험할 경우에만 최소한으로 사용되어야 하며, 불면증 치료나 타인에게 해가 되지 않는 공격적인 행위에는 사용을 금하고 있다. 그렇지 않아도 허약해진 환자에게 다른 질병으로 복용하는 약과 함께 투여할 경우 부작용이 위험수준에 이를 수 있다.

요약하면 흥분·혼란 상태의 치료는 의사의 주의깊은 진료와 적절한 비 약물 치료방법, 가족과 간병인의 교육, 투약이 잘 조화될 때 가장 큰 효과를 발휘한다. 환자의 흥분·혼란 상태가 난폭한 행동으로 전개될 경우 간병인은 이러한 문제상황에서 빠져나와 전문가에게 위임해야 한다.

6. 이상행동을 돕는 간병의 지혜

중기 단계의 치매환자는 정서적 불안정으로 인하여 이상행동을 보이는 경우가 많다. 불안·초조로 인한 배회행위, 분노로 인한 공격적 행동, 의존하며 따라 다니는 행동, 수집벽, 성적 관심 등이 대표적인 이상행동이다.

■ 배 회

치매가 제3단계에 도달하면 많은 환자들이 배회행동을 보이는데, 전체 치매환자의 70% 이상이 배회행동을 한다. 배회하는 이유는 개인에 따라 상황에 따라 다양하므로 적합한 이유에 맞추어 대책을 세운다. 예컨대 환자가 화장실에 가고자 하는지, 잃어버린 소유물을 찾고 있는지, 과거의 누군가를 찾고 있는지, 낯익은 아는 곳을 가려고 하는지, 불안과 공포를 주는 어떤 것으로부터 피하려고 하는지 등을 살펴보아야 한다.

배회하는 환자본인은 배회하고 있다고 인식하지 못한다. 배회하고 있는 사람을 가만히 앉아 있게 하거나 쉬게 하려는 것은 시간 낭비일 뿐이다. 마치 몸 속에 발동기가 있어서 움직일 것을 명령하는 듯하다. 간병인은 이러한 환자의 에너지를 생산적인 활동, 예컨대 정원 가꾸기, 공을 가지고 하는 게임 등으로 유도하는 것이 좋다. 이렇게 생산적인 일을 하도록 하면 집안 일을 도울 수 있고 일로 피곤해져서 간병인과 환자 모두 휴식할 수 있는 기회를 갖게 된다.

환자가 단순히 배회만 할 뿐 타인에게 아무 해를 끼치지 않는다면 배회하도록 놔두는 것이 좋다. 얼마 후에는 피곤해져서 그친다. 어떤 환자는 쉬지 않고 몇 시간을 배회하는 경우도 있으므로, 간병인은 음료수나 간식을 주어 일시 중지시킬 수도 있으나 많은 경우 환자는 다시 배회하는 행동으로 돌아간다.

이러한 문제는 간병인 혼자서 치매환자를 장기간 돌보기 힘들게 만든다. 간병인도 휴식이 필요한데 휴식없이 계속 환자를 돌볼 경우 간병의 질도 떨어지고 병인 본인의 건강도 악화된다.

배회는 특수한 사건에 대한 반응, 예컨대 집을 옮겼거나 새로운 병원에 처음 다니기 시작할 때에 일어나기도 한다. 이는 새로운 주위환경에서 친숙한 것을 찾으려는 시도이다. 어떤 사람은 아무 이유없이 배회한다. 예를 들어 아침 새벽에 일어나면 무조건 집 주변을 한시간 가량 배회하는 사람도 있다. 왜 그러냐고 물으면 대답을 하지 않는다. 명확치 않은 이유로 환자는 자주 침착하게 있지 못하고 들떠 있기도 한다. 집안에 있을 때에는 밖에 나가기를 원하고 집밖에 있을 때에는 집안에 있기를 원한다.

배회하는 환자에게서 눈을 돌리면 안 된다. 어떤 환자는 복용하는 약물의 반응으로 가만히 있지 못하고 혼돈되어 배회하는 행동을 보이기도 한다. 병의 증세가 악화되면 환자가 동네를 돌아다니면서 집을 잊어버리는데, 간병인에게는 큰 문제가 아닐 수 없다. 환자가 나가기를 고집한다면 환자와 함께 산책을 다녀오는 것이 문제가 발생한 뒤에 대처하는 것보다 수월하다.

어떤 환자는 길을 잃어버릴 때까지 혹은 사고가 날 때까지 돌아다닌다. 상습적으로 배회하는 경우 지속적인 감시가 필요하다. 집을 못 나가도록 가두어 두는 것보다는 밖으로 나가는 문마다 종을 달아 놓아 환자가 나가려고 할 때 다른 식구들이 종소리를 듣고 환자의 안전을 대비하도록 하는 방법이 좋다. 치매환자는 길을 잃어버릴 경우 두려움으로 숨기도 하여 찾는데 어려운 때가 많다.

주위환경이 안전하지 못하면 배회하는 행동은 위험하다. 주위환경이 배회로 인한 위험을 방지할 수 있도록 꾸며져야 한다. 환자는 집 주변을 돌아다니며 목적없이 물건을 만진다. 이때 환자가 만지는 것을 막으려면 문제가 발생하기 전에 물건을 옮겨 놓아야 한다. 환경의 제한없이 환자가 돌아다닐 수 있도록 방해물을 치워 안전하게 만든다. 잠긴 문은 환자에게 갇힌 느낌을 주어 나가지 못하는 데서 오는 좌절감을 불러일으키므로 잠긴 문 앞에는 커튼이나 책상을 놓아 느낌의 변화를 준다.

배회 중에 사고를 방지하기 위해 다음과 같이 대비한다.

- 날카로운 물체, 성냥, 청소용 약품, 의약품 등을 보이지 않고 손에 닿지 않는 곳에 둔다.
- 가스레인지의 손잡이를 빼 놓거나 환자가 사용하기 어렵도록 안전장치가 달린 손잡이로 바꾼다.
- 환자가 밖으로 몰래 나가지 못하도록 문마다 종을 달아 놓거나 환자가 무엇을 하는지 다른 방에서도 알 수 있도록, 가능하다면 감시 카메라를 달아 놓는다.
- 층계 앞에는 안전문을 달며 창문을 잠가놓는다.
- 이웃에게 환자가 혼자 있는 것을 보면 알려달라고 부탁한다.

배회에 대처하는 요령은 다음과 같다.

• 배회에 대비하여 미리 계획을 세우고 예방조치를 취한다.

일상생활이나 주위환경에 변화가 적으면 배회할 이유가 줄어들므로 이사를 해야 한다면 가능한 한 초기단계에 실행한다. 환자에게도 이러한 예방조치를 결정하는 과정에 함께 참여하여 알려주도록 한다. 예컨대 혼자 사는 어머니가 결국에는 계속적인 간호가 필요하여 아들의 집으로 모셔오기로 하였다면, 영구히 모셔오기 전에 아들네를 여러 번 방문하도록 하여 주위환경에 익숙하도록 한 다음 이사를 한다. 주간 보호소에 등록시킬 때도 이와 같은 고려를 한다. 주간 보호소도 초기단계에서부터 방문하기 시작하면 덜 배회하게 된다. 처음 몇 번의 방문은 짧게 하면서 간병인이 환자와 함께 보호소에 있도록 한다.

• 좋아하는 음식, 음료 혹은 활동을 제공하여 배회를 자연스럽게 제지한다.

  마당에서 배회하는 환자를 발견하면 사진 정리하는데 도와달라고 하여 방으로 데리고 들어오거나, 그것이 여의치 않으면 같이 걸으며 집안으로 데리고 오는 방법으로 대처한다.

• 배회하는 행동의 유형을 파악하여 대처한다.

  매일 같은 시간에 혹은 어떤 활동을 한 후마다 항상 배회를 하지 않는지 파악할 수 있다면 배회하기 전에 환자를 제지할 수 있다. 만일 배회하도록 유혹하는 물건이 있다면(예컨대 열쇠, 코트, 가방 등) 그런 물건을 보이지 않는 곳으로 치워놓는다.

• 육체적인 활동을 좀 더 많이 하도록 유도한다.

  일상적인 일에 많이 참여하도록 하는 것이 효과적일 수 있다. 만일 밤에 배회하는 경향이 있다면 늦은 저녁에 긴 산책을 하도록 하는 것이 효과적이다.

• 화장실에 가거나 물을 마시고 싶어하는 기본적인 욕구가 아닌지 생각해 본다.

최근에 아들집으로 이사한 환자가 어느 날 화장실이 어디에 있는지 기억이 나지 않아서 배회하기 시작했다. 이사 초기에는 아무 문제가 없었으나 점점 기억력이 나빠지고 있었던 것이다. 이럴 때는 화살표로 화장실에 가는 방향을 표시하고 화장실이라고 써두면 도움이 된다.

- 환자에게 가족들이 사랑하고 있다거나 안전함을 재확인시켜 준다.

  가족들이 환자와 함께 있어 기쁘다는 것을 매일 느끼게 하면 배회하고 싶은 충동이 줄어든다.

- 어느 정도의 배회는 허용하는 것이 좋다.

  배회하는 동안 불안·초조해 하는 환자는 다루기 힘들다. 무조건 환자를 막는 것은 환자를 더 혼란스럽게 만들므로 안전한 범위 내에서 배회를 허용한다.

- 배회환자에게 신원을 확인할 수 있는 팔찌나 목걸이를 지니게 해야 한다.

  팔찌에 환자의 이름과 집 주소, 전화번호와 함께 환자의 상태를 설명하는 '치매, 기억 손상' 혹은 '노년치매' 라고 새겨 놓는다. 호주머니나 지갑에 신분증을 넣어 두는 것도 좋으나 이것은 팔찌보다 더 잘 잃어버리므로 증세가 심해지면 팔찌를 사용한다.

- 최근 모습의 환자 사진을 찍어둔다.

  즉시 현상할 수 있는 사진기로 환자의 얼굴, 특징 등 최근 모습의 사진을 준비해 두면 환자를 잃어 버렸을 때 찾는데 크게 도움이 된다.

미국의 경우 경찰서와 치매경보 프로그램에서 간병인과 환자를 위해 24시간 서비스를 제공하며 환자를 등록하면 신분증명 번호와 무료 긴급 연락번호가 적힌 팔찌를 제공하여 주고 있다. 우리나라에서도 과거에는 배회하다 길을 잃어버려 부랑자 보호소에 넘겨지는 일이 많았는데 한국치매가족협회에서 환자가 실종될 경우 신속하게 찾을 수 있도록 '배회 팔찌'를 만들어 주는 서비스를 제공하고 있다.

잃어버린 환자를 찾아서 데려오는 과정도 미리 계획해 두어야 한다. 환자가 어디 있는지를 알면 침착하게 확신을 갖고 돌아오도록 설득한다. "지금 당장 돌아오세요. 어머니는 혼자서 …을 할 수 없어요."라는 부정적인 말은 환자의 마음을 움직이지 못한다. 대신에 "우리는 …을 찾고 있는데 빨리 오셔서 도와주세요."라고 하면 환자의 마음을 움직이는데 조금 더 효과가 있다. 돌아온 후 "돌아와 주셔서 기뻐요."하는 말로 환자를 안정시킨다.

▪ 분노와 공격적 행동

분노는 불안과 유사한 원인으로 발생한다. 환자의 감정이 거부당하거나 잘못 이해되어 좌절감을 느끼거나 자극받았을 때 나타난다. 공격적 행동은 분노와 스트레스에 대한 반응이다. 무엇이 분노와 스트레스의 원인인지를 파악하고 미리 예방하는 것이 좋으며, 갑작스런 무모한 반응으로부터 환자의 기분을 전환시켜야 한다.

치매환자는 예고 없이 도발적으로 화를 내고 자신을 육체적으로 학대한다. 물체를 던지기도 하고, 소리 지르고, 욕하고, 발로 차고 물어뜯고 간병인이나 다른 사람을 때리기도 한다. 치매환자는 이런 행동을 하는 이유를 설명하지 않기 때문에 확실한 원인을 알기는 힘들다.

환자의 무의식 속에 있는 공포나 분노가 반영된 것일 수도 있고 뇌의 손상이 원인이 되기도 한다. 치매환자가 타인에게 공격적 행동을 할 때 대부분의 사람들은 황당해 하며 화를 낸다. 때로는 이런 일이 자주 일어나 간병인이나 요양원의 직원들이 계속하여 간병하기를 꺼려하는 지경에 이르기도 한다.

간병인은 환자의 뇌가 아직 손상되지 않은 부분을 염두에 두고 돌발적 행동에 대하여 부드럽게 수용하도록 한다. 간병인이 환자를 재촉하면 환자에게 쌓인 공포, 좌절감, 분노가 증가하여 폭발할 수 있다. 간병인은 어떤 상황에서도 화를 내서는 안 된다. 화가 나면 올바르게 대처하기 힘들므로 심호흡을 하고 균형을 되찾아야 한다.

흥분한 환자를 진정시키는 것은 어려우므로 환자를 안정시키는데 최선을 다한다. 환자는 언제 이상행동을 일으킬지 본인도 알 수 없으며, 어떤 원인에서건 일단 흥분되면 본인도 통제할 수 없게 된다. 환자의 기분변화로 혼란해지면 자제할 능력을 잃게 되고 이것이 다시 혼란을 가중시키는 눈덩이 효과를 가져온다. 어떻게 이러한 사태의 진전을 방지하고 돌발적인 반응을 줄이는가 하는 것이 혼란한 환자를 다루는 핵심이다.

환자 주위에 혼동되는 것을 줄이고 환자의 능력과 한계를 알고 그 한계를 넘어서 재촉하지 않도록 주의해야 한다. 만일 환자가 평상시보다 더 심하게 돌발적 행동을 보이면 다른 질병이나 통증을 느끼는 것은 아닌지 살펴본다. 가장 최선의 길은 이러한 행동이 일어나기 전에 막는 것이다.

돌발적인 행동의 원인

- 환자가 더 이상 할 수 없는 것을 해보려고 노력할 때
- 빨리 하라고 재촉을 받는데 환자의 몸이 환자의 생각을 따르지 못할 때
- 어린애와 같은 취급을 받을 때
- 환자가 대답할 수 없거나 하고 싶지 않을 때
- 지시사항을 이해하지 못할 때
- 당황하거나 좌절감을 느낄 때
- 일상활동에 따른 여러 과정을 한꺼번에 생각할 때 (예컨대 목욕행위)
- 기분이 좋지 않거나 피곤할 때

때때로 착오가 원인이 되어 돌발적인 행동을 일으키기도 한다. 누군가가 나에게 음모를 꾸미고 있다거나 내 소유물을 빼앗아 가려고 한다는 편집된 생각이 그 예이다. 이러한 경우 환자에게 논리적으로 설명을 해주어도 도움이 안 된다. 착오라는 것을 증명해 주어도 환자는 믿으려고 하지 않는다.

간병인으로서 최선의 방법은 환자를 바쁘게 하거나 다른 것에 관하여 이야기하여 적어도 임시적으로나마 단기간의 기억상실로 잊도록 도와주는 것이다. 예컨대 환자에게 과자와 차를 먹자고 제의하면서 접시를 가져오도록 하는 등으로 변화를 추구한다. 이것이 뜻대로 안되면 화장실에 간다고 하고 잠시 떠났다가 돌아와서 다른 활동을 시작하도록 해 본다.

환자의 기분이 흥분하여 문제를 일으키는 위기가 닥치기 전에 적극적이고 생산적인 활동을 하도록 전환시킨다. 환자에게 '집안청소를 하려고 하는데 도와주겠느냐'고 한다던지, 옷을 개는 일, 산책, 놀이, 감자껍질 벗기기 등으로 환자의 손과 마음이 바쁘게 한다.

환자의 기분에 기복이 생기는 것을 감지하면 다음과 같이 대응한다.

- 속삭이거나 아주 낮은 목소리로 이야기한다.
  그러면 환자는 당신의 말을 들으려고 조용해진다.
- 간병인이 잠시 다른 곳으로 가버린다.
  환자에게서 멀리 떠나던지 혹은 반대 방향으로 앉아본다.
- 무엇인가를 읽는 것처럼 하거나 바느질을 하는 것처럼 보이도록 한다. 아무도 싸우려고 하지 않으면 환자도 싸우려 들기가 어렵게 된다.
- 당신의 손을 뒤로 하거나 호주머니에 넣는다.
  때로는 환자에게 손을 보이거나 손이 닿으면 위협을 느낀다.
- 환자에게서 요구사항을 듣고 동시에 약속도 한다.
  예를 들면 "여기에 앉으세요. 마실 것을 가져오겠습니다."라고 말하고 나가버리면, 음료수를 가지고 돌아올 때에는 문제가 자연히 해결되기도 한다. 때로는 환자를 조용한 다른 방으로 데리고만 가도 환자의 기분이 바뀌게 된다.

치매환자는 분노를 터뜨리기 전에 불안감 혹은 공포감을 나타내는 경향이 있다. 이런 신호를 유심히 관찰하여 공격적 행동으로 발전되지 않도록 예방하는 방법을 습득해야 한다. 예컨대, 환자가 화가 나면 눈이 굳어지는 것을 발견했다면, 눈이 굳어지려고 할 때 낮잠을 권유한다. 낮잠에서 깨어난 후 환자는 안정되며 이런 일들을 다 잊어버렸을 것이다.

공격적인 환자를 뒤에서 접근하면 환자를 놀라게 하여 분노가 더 심해질 수도 있다. 뒤로 물러서서 부드럽게 환자를 안심시킨다. 간병인이 주먹을 꽉 쥔다던가 양팔로 안는 몸짓을 삼가야 하며, 조용한 방으로 데리고 가서 조용한 음악을 듣게 하는 것이 효과적이다. 무엇 때문에 그렇게 화를 내게 됐는지 이야기해 보는 것도 좋다. 환자가 화를 내는 것이 정당하다는 점을 인정하고 조용한 환경으로 주의를 전환시키는 것이 분노를 완화시키는데 도움이 된다.

예컨대 머리를 감길 때마다 머리를 적시지 못하게 하며 소리치고 손을 물려고 하거나, 아는 미장원에 데려가도 그곳에서 샴푸통을 던지고 공격적이 되는 사례를 생각해 보자. 이런 난폭한 행동이 간병인이나 가족, 친구들을 겁나고 화나게 만든다.

이러한 사례에 대한 대응의 첫 단계는 더 난폭해지지 않도록 하는 것이다. 많은 치매환자들이 물에 대한 공포를 갖고 있으므로, 샤워를 틀어 머리 위에서 물을 흘러내리게 하기보다, 목욕의자를 사용하거나 손에 샤워기를 들고 발에서부터 차차 적시면 도움이 된다.

치매가 발전하면서 공격적인 행동을 자주 보이면 의사와 상의하여 약을 처방 받을 수 있지만, 약물에 따른 부작용도 이런 행동을 일으키므로, 약물 사용은 되도록 제한해야 한다.

공격적인 행동은 다음과 같은 상황에서 일어날 가능성이 높다.

- 여러 가지를 동시에 지시하면 혼란되고 좌절하여 공격적이 된다. 예컨대, 옷을 입는데 차근차근 한 단계씩 지시하며 도와주어야 공격적인 행동을 피할 수 있다.
- 간병인이 환자에게 급히 하도록 재촉한다던가 혹은 화를 내며 행동하면 공격적이 된다.
- 간병인의 말을 이해하지 못할 때, 좌절감이 공격적 행동으로 발전한다.
- 간병인에게 자신의 의사를 전달할 수 없을 때 공격적이 된다. 예를 들어, 자기가 먹고 싶은 것을 설명하지 못하는 데 상대방이 그것을 알아듣지 못하면 소리를 지르거나 물체를 던지는 행동이 나온다. 환자가 원하는 것을 주면 진정하게 된다.
- 식당이나 많은 사람들이 모인 시끄럽고 복잡하고 익숙하지 않은 주위환경은 공격적 행동의 가능성을 높인다.
- 환자가 피곤하거나 아프면 좌절감이 더 해지며 공격적 행동을 유발한다. 좌절은 육체적 고통이 있거나 잠을 잘 못잘 때 심해진다.

환자의 공격적 행동을 제어하는 방법

- 좌절의 첫 신호에 조용히 마음을 안정시키도록 노력한다.
  옷을 입을 때마다 욕을 한다면 그때마다 환자의 등을 토닥거려 주며 "서두르실 것 없으니 천천히 입으세요."라고 해본다.
- 간단하게 지시하며 칭찬을 아끼지 않는다.
  간단명료한 말로 "거실로 가세요."라고 하고 "참 잘하셨어요, 좋은데요."라고 용기를 주는 칭찬을 한다.
- 가능한 한 환자와 눈을 마주친다.
  이는 당신이 환자를 돌보고 염려해 주고 있음을 전하는 효과적인 방법이다.

- 불안하게 만드는 원인을 제거한다.

  옷에 단추를 끼는데 문제가 있다면 지퍼나 접착 천을 사용한 옷으로 대치한다.
- 환자를 기분좋게 하는 활동을 찾아본다.

  춤출 때 화낸 것을 잊어버리는 경향이 있다면, 화를 낼 때 음악을 틀어 놓고 춤추는 시늉을 하면 따라서 하다가 화내고 불안했던 것을 잊어버리게 된다. 혹은 어항의 물고기를 보거나, 애완동물과 놀면서 잊기도 한다.
- 환자가 좀 받아들이는 듯하면 가볍게 어루만져 준다.

  손을 만지거나 등을 두드리거나 혹은 살짝 감싸 안아준다. 환자에 따라서 만지면 속박된 느낌을 갖는 경우도 있으므로 접촉할 때 유의해야 한다.
- 어떤 경우에 화를 내고 공격적으로 되는가를 기록해 둔다.

  언제, 어디서, 어떤 일로, 누가 있을 때, 또는 공격적이 되기 전에 어떻게 행동하는지 등을 기록해 둔다. 환자가 매우 피곤했는지, 주위환경이 시끄러워 혼란스러웠는지, 특정한 사람으로 인해서 화가 났는지 등을 파악한다.

다양한 방법으로 노력했음에도 난폭하게 행동할 경우, 본인은 물론 간병인까지 위험할 수 있다. 만약 이와 같이 위험한 경우에 처하면 환자와 간병인을 위해 다음과 같이 대처해야 한다.

- 환자를 속박하거나 붙잡으려 하지 않는다.

  환자를 속박하면 필요없이 간병인과 환자를 다치게 할 수 있다.
- 환자로부터 대여섯 발 물러 나 조용히 기다린다.

  대부분의 치매환자는 공격적이다가도 몇 분만 지나면 진정되어 다스릴 수 있게 된다. 예컨대 물건을 들어 간병인에게 소리를 지르며 휘두르면, 베개 등을 들고 방어하면서 환자가 좋아하는 조용한 음악을 틀어 놓는다.

- 방어할 수 있는 물체를 이용하여 당신과 환자를 보호한다.
  환자가 물건을 들어 당신에게 던지려고 할 때나, 혹은 환자를 창문이나 문으로부터 멀리 있게 유인하고자 할 때에는 베개, 의자, 상자, 쓰레기통 등 방어물을 이용한다.
- 큰 소리를 지르지 않는다.
  치매환자는 보고 듣고 느끼는 것을 그대로 따라 하는 경향이 있다. 조용히 가만히 있거나 아주 낮은 목소리로 말한다. 당신이 조용히 있으면 환자도 조용해진다.
- 환자가 당신을 잡으면 기운을 빼고 물러나며, 절대로 싸우려고 해서는 안 된다.
- 위험을 감지하면 가급적 빨리 친구, 친지, 이웃에게 도움을 청한다.

환자의 이상행동이 뚜렷한 원인없이 자주 일어난다면 간병의 질이 떨어진 것이 원인일 수도 있다. 간병인이 너무 지쳐있어 본인도 모르게 화를 내거나 좌절상태에 있는 경우, 환자에게 나쁜 영향을 미쳐 악순환을 초래하게 된다. 이 때는 환자로부터 떠나 간병인 자신의 시간을 가지는 것이 필요하다. 환자에게 문제행동을 덜 발생시키기 위하여 간병인 본인의 육체적 · 정신적 건강에 유의해야 한다.

■ 계속 뒤를 따라 다니는 행동

계속 뒤를 따라다니는 행동은 치매환자가 혼란스런 삶에서 안정을 찾으려는 한 방도라고 볼 수 있다. 환자는 간병인이 보이지 않으면 잃어버린 것으로 생각할 수도 있다. 치매환자는 한 사람에게 의존하게 되는데 대개는 간병인이 대상이 된다. 어딜 가든 화장실까지도 간병인을 따라 다니는 데, 환자의 입장에서 볼 때 이러한 행동은 간병인을 잃어버리지 않는 길이며 버려진 느낌을 피하는 길이다.

간병인이 환자와 같은 집에서 살지 않는 경우, 간병인이 아침에 와서 일하고 저녁에는 돌아간다는 사실이나, 혹은 간병인이 화장실에 간 후 몇 분 뒤 다시 나타난다는 사실을 환자는 잊어버릴 수 있다.

항상 누가 따라 다닌다는 것은 간병인에게도 적지 않은 스트레스를 가져온다. 이러한 성가신 행동에 대처하고 간병인 자신을 위한 여유를 확보하기 위해 다음과 같은 방법을 적용한다.

- 10분에서 20분 동안 감독하는 사람없이 환자 혼자서 할 수 있는 일을 준다.

  간병인이 샤워할 때 환자에게 빨래를 접게 해본다. 접을 빨래가 없으면 서랍에서 옷을 꺼내 놓고 다시 개게 한다. 그밖에 비슷한 종류의 일거리로 양말 맞추기, 단추 고르기, 책이나 잡지 정리, 콩과 팥을 골라내기 등을 시킨다.
- 간병인이 나갔다가 다시 돌아온다는 확신을 환자에게 준다.

  잠시 외출을 하거나 낮잠을 자는 동안 친척이나 친구에게 환자와 함께 있어 달라고 부탁한다. 환자에게는 돌아오는 시간을 그림으로 그려 보여 주고, 시계를 가까이 놓아 간병인이 돌아올 때를 알려 준다. 집안에서 잠시 쉴 때는 자명종을 틀어 놓고 이 시계가 울리면 돌아온다고 말해준다.

수집벽과 숨기기

일부 치매환자는 자기 것만 아니라 남의 물건을 몰래 모으는 경우가 있다. 이들은 남의 것을 가져오면 안 된다는 것을 잊어버린다. 대개 이렇게 가져온 물건은 쓸데없는 것들이다. 그들은 훔치는 것이 아니라 모으는 것이다. 환자들은 이러한 것들이 자기 것이라고 생각하고 또 값어치가 있는 것으로 생각한다. 환자들은 호주머니에 휴지, 연필, 펜, 수저 등 들어갈 수 있는 것은 모두 집어넣는다. 수집벽이 의심되면 규칙적으로, 그러나 환자의 감정이 상하지 않도록 조심스럽게 조사한다.

치매환자는 종종 본인이나 타인의 소유물을 몰래 숨긴다. 예컨대 열쇠를 화분에다 숨기고 기억하지 못해 사방을 뒤지다 우연히 화분에서 발견하기도 한다. 이러한 행동은 두려움과 기억손상으로부터 나타나는 행위이다.

환자는 물건을 어디다 두었는지 기억하지 못하므로 자꾸 물어보아도 도움이 되지 못한다. 이러한 경우를 대비하여 열쇠나 기타 중요한 것을 몇 개 여분으로 만들어 따로 두는 것이 좋다. 또 다른 예로, 친구 집에 방문하고 돌아왔는데 환자의 주머니에서 그 집의 물건을 발견하여 당황할 수도 있다. 이러한 행동이 의심되면 방문한 장소를 떠나기 전에 간병인은 환자를 체크하는 것이 좋다. 병 때문에 발생한 행위이므로 아무도 나쁘게 생각하지는 않을 것이다.

환자를 체크할 때 유머와 재치를 섞어서 환자의 감정을 상하지 않도록 조심한다. 예를 들어 환자와 함께 무엇을 하면서 가위와 펜을 사용했는데 하나가 없어졌다면 조용히 "어머니 호주머니에 무슨 좋은 것이 있지 않아요?"라고 물어보며 호주머니를 살핀다. 물건이 나오면 "저기다 놔둘까요?"하면 환자는 호의적이 되며 이러한 사실을 잊어버린다. 환자가 물건을 숨기고 모으는 것은 해로운 행동이 아니므로 적절하게 대응하는 것이 중요하다.

환자가 수집벽이 있거나 몰래 숨긴다면 다음과 같이 대응한다.

- 환자가 물건을 숨길 수 있는 장소를 많지 않게 한다. 또한 안심하고 놓아 둘 곳을 정하여 잠가둔다. 값진 물건을 치매환자가 있는 집안에 두지 않는다. 수집벽이 있는 환자는 자기가 수집한 물건이 얼마나 비싼 것인지 알지 못하므로 쓰레기통에 버리거나 화장실물에 흘려 버릴 수도 있다.
- 쓰레기통을 버릴 때는 잘 조사하고 버린다.
- 환자가 흔히 숨기는 장소는 의자 밑, 서랍 속, 구두 속, 침대 밑, 이불 밑 등이다.
  만일 환자가 과거 생일이나 특별한 때에 어디다 물건을 숨긴 일이 있다면 그곳을 꼭 찾아본다.
- 환자가 물건을 숨긴 장소를 발견하면 그 장소를 주기적으로 체크해 본다.
  환자는 동일한 장소에 물건을 숨기는 경향이 있다.
- 열쇠, 안경, 보청기용 건전지 등을 여분으로 준비해 둔다.

■ 성적 관심

일반적으로 치매 증세가 발전하면서 성에 대한 흥미를 잃어버린다. 그러나 환자에 따라서는 성에 관심을 보이며 부적절하게 성적 욕망을 표출하기도 한다. 전혀 모르는 사람을 과거에 아는 사람으로 착각하여 성적 관심을 표출할 수도 있다. 예컨대 어떤 환자는 간병인과 함께 산책을 하다가 마주 오는 여성에게 성적 관심을 표시하였는데, 이는 그 여성이 환자의 부인과 비슷한 느낌을 주어서 그런 행동을 한 경우이다.

성적 이유가 아닌 다른 이유로 그런 행동을 하였는데 성적인 행동으로 표출되는 경우도 있다. 예를 들면 여러 사람 앞에서 옷을 벗거나 자위행위를 하는 경우 방이 너무 더워서 그렇거나 화장실에 가고 싶어서 그런 행위를 하기도 한다. 자위행위를 하는 것은 좌절감에서 벗어나기 위해 단순히 기분을 좋게 하려는 행위일 수도 있다.

남성환자가 여자의 가슴을 더듬거나 껴안는 행위 등은 주의를 끌거나, 혹은 상대를 안심시키기 위한 행위일 수도 있다. 이런 경우 환자에게 화를 내거나 비웃어서는 안 된다. 그런 행동은 적절치 못하다고 조용히 말해 주고 사람이 없는 곳으로 데리고 간다. 환자가 애정을 필요로 하면 관심을 더 보이도록 노력한다.

어떤 치매환자는 자녀에게 성적으로 적절치 못한 행동을 하여 문제를 발생시킨다. 딸 앞에서 부적절한 행동을 하여 딸이 놀라 집을 나가는 경우도 있는데, 이는 딸을 보고 어머니의 젊었을 때로 착각하여 한 행동일 수 있다. 이러한 성적관심은 그때 그때 환자의 기분에 크게 좌우된다.

환자가 성적으로 관심을 보이면 공중장소에 가는 것을 삼가며 방문객을 제한하고 아이들을 환자에게 가까이 가지 못하도록 하는 것이 좋다. 불행한 사고가 나지 않도록 예방하는 것이 최선의 방책이기 때문이다.

배우자를 간병하는 사람은 성생활까지도 포기해야 하는 경우가 많다. 사랑하는 배우자의 입장에서 보호자의 입장으로 바뀌게 되면서 간병인 또한 환자를 예전과 같이 가깝게 느끼지 못하게 된다. 그러나 서로 간에 사랑을 전하기 위해 손을 잡거나 가볍게 두드리거나 안아주는 육체적 접촉을 유지하는 것이 좋다.

7. 신체적 문제에 대해 돕는 간병의 지혜

치매환자의 신체적 증상은 기억력 상실, 정서적 문제, 이상행동 등으로 갈수록 악화된다. 뇌가 손상됨에 따라 목욕하고, 이 닦고, 옷입고 하는 일상생활에 필요한 기억들을 조금씩 잊어버리게 된다. 간병인은 이러한 일상생활의 일들을 환자에게 반복하여 설명하고 환자를 위하여 대신 수행해 주어야 한다.

기저귀를 필요로 하여 갈아주거나 목욕을 도와주어야 할 경우 환자는 수치심을 느낄 수 있는데 간병인은 환자의 입장에서 자존심을 잃지 않도록 관심을 기울여야 한다.

치매가 진전됨에 따라 근육장애 문제가 발생하므로 이에 대비하여 안전한 환경을 만들어야 한다. 우선 집안의 정리정돈을 잘하고 햇빛이 잘 들어오는 깨끗한 방을 환자에게 배정한다. 그리고 전기줄이나 전화선을 안전하게 처리하고 독성이 있는 화초는 치운다. 문이나 창문은 안전장치를 하고 움직이면 소리가 나도록 종을 달아 둔다.

▪ 안전한 환경 만들기

치매가 진전됨에 따라 근육작용이 계속 손상되므로 환자의 안전을 위하여 집안을 안전하게 꾸미는 것은 빠를수록 좋다. 환자가 넘어지고 부딪치고 하여 휠체어가 필요할 수도 있게 된다. 집을 둘러보아 가구의 모서리가 날카롭지는 않는지, 환자가 기대는 경우 깨질 물건은 없는지도 미리 찾아서 대비해 둔다.

새로운 가구를 사거나 집을 고치기 전에 환자와 간병인의 욕구를 감안하고 현재의 주위환경상태를 점검해 놓는다. 주변환경을 가급적 치매환자에게 알맞고 간병인이 필요로 하는 것과 균형을 이루도록 주변을 보완하고 모든 것을 간단하게 만들 필요가 있다.

집안의 각 공간별로 주의사항을 살펴보면 다음과 같다.

① 부엌

- 믹서, 토스터와 같이 위험한 전기기구나 칼, 가위 등 날카로운 것은 보이지 않는 곳에 감추어 둔다.
- 부엌바닥이 미끄럽지 않도록 한다.
- 손잡이가 긴 냄비나 프라이팬을 사용하여 손을 데지 않도록 예방한다.
- 가스레인지, 서랍, 수도꼭지 등에 어린이 안전 손잡이를 설치한다.
- 가스레인지보다 전자레인지나 토스터 오븐을 사용하는 것이 안전하다.
- 성냥, 이쑤시개, 양념통은 환자의 손에 닿지 않게 둔다.
- 냉장고문에 음식물 모양의 자석을 붙여두지 않는다. 환자가 과자로 착각하고 먹을 수도 있다. 일반적으로 치매환자들은

어린이들과 마찬가지로 아무것이나 입에 넣기를 잘한다.

② 욕실

- 청소용 약품, 샴푸, 구급약 등은 환자가 음식으로 착각하여 먹을 수 있으므로 감추어 둔다.
- 목욕통에 손잡이나 난간을 설치한다.
- 환자가 근육이 약해서 균형을 잘 잡지 못할 경우 목욕통 속에 앉을 수 있는 의자를 설치한다.
- 미끄러짐을 방지하기 위해 목욕통 안에 고무매트를 붙인다. 움직이는 작은 매트는 위험하므로 피한다.
- 세면대 밑에 온수파이프가 돌출되어 있으면 발을 델 염려가 있으므로 헝겊으로 잘 감싸준다.
- 거울이나 기타 비치는 물건은 치매환자를 놀라게 할 수 있으므로 덮개를 씌우거나 없애버린다. 그림을 그 위에 붙이는 것도 한 방법이다.
- 휠체어를 사용하는 환자에게는 대부분의 변기가 낮아서 불편하므로 화장실 벽에 손잡이 난간을 부착한다.
- 휠체어를 사용하는 환자에게 맞도록 세면대 높이를 조절한다. 휠체어가 들어가기 어려우면 세면대 옆에 의자를 놓아둔다.

③ 침실

- 환자의 시간관념을 돕기 위하여 낮에는 집안을 밝게 하고, 밤에는 전등을 줄인다. 밤에 집안이 밝을 경우 밤이라는 것을 혼동할 수 있다.
- 치매환자는 침대에서 떨어지는 경우가 많다. 두꺼운 요나 장의자를 침대 옆에 놓고 침대를 방구석에 붙여 놓으면 위험을 줄일 수 있다. 환자 혼자서 거동이 어려울 때는 방바닥보다는 침대를 사용하는 것이 간병인에게 힘이 덜 든다. 침대 옆에 난간이 있는 병원용 침대는 환자가 난간을 넘어서서 내려오려

고 하다 다칠 수 있으므로 집에서는 사용하지 않는 것이 좋다. 병원침대를 사용하면 제동장치를 잠가놓는다.

- 휠체어에 앉아서 옷을 걸 수 있는 높이에 옷걸이를 마련해 둔다. 침대에서 쉽게 닿을 수 있는 곳에 전화나 비상벨을 설치한다. 문을 안에서 잠그는 장치는 제거한다.

④ 차안에서

- 치매환자를 차에 태울 때에는 안전띠를 꼭 착용케 한다. 운전자의 팔을 잡을 수 있으므로 반드시 뒷좌석에 앉힌다.
- 환자가 안에서 문을 열지 못하도록 잠금장치를 한다.
- 빨간 신호로 차가 정차해 있을 때 환자가 문을 열고 나가는 경우가 있다. 따라서 반드시 안전띠를 착용토록 하고 잠금장치를 할 필요가 있다.

환경안전문제에 연관하여 언제 무슨 일이 일어날지 모르니 비상시 대책을 준비할 필요가 있다. 예컨대 환자가 넘어져 부상을 당할 경우 누구에게 연락을 할 것인가? 화재가 발생할 경우 어떻게 할 것인가? 환자를 밖으로 옮기려 하나 저항할 경우 어떻게 할 것인가? 등의 상황에 미리 대비한다.

근육작용의 손상

치매환자는 운동부족과 파킨슨병, 관절염 등으로 인해 팔, 다리, 손 등의 근육작용에 손상을 가져오는 경우가 많다. 환자가 근육작용을 잘 못한다면 먼저 종합신체검사를 통해 원인을 찾아야 한다. 이런 근육작용 손상은 사람에 따라 진행속도가 다양하다. 따라서 오늘 층계를 잘 오르내렸다고 해서 다음 주에도 잘 하리라고 생각할 수 없다.

모든 환자는 치매가 진행됨에 따라 목욕하기, 옷입기, 식사하기 등 일상적인 생활을 독자적으로 영위하는 것이 어렵게 된다. 치매환자에게는 다양한 변화를 피하고 모든 일을 될수록 간단하게 만드는 것이 좋다.

국을 국그릇에 담아 숟가락으로 떠먹도록 하는 것보다는 손잡이가 있는 큰 컵을 사용하여 먹게 하는 것이 더 수월하며 수저를 사용하는 것보다 손가락으로 먹을 수 있는 음식이 더 간단하다. 손가락을 잘 움직이지 못하는 환자에게는 허리에 고무줄이 든 바지를 입도록 하며, 끈을 매는 운동화보다는 접착테이프가 있는 운동화로 바꾼다.

칫솔을 잡는데 문제가 있으면 천으로 치솔 손잡이를 두툼하게 말아 준다. 난간이나 손잡이는 오래 사용하면 느슨해지므로 정기적으로 조사한다. 환자가 걷는데 힘이 들면 가구를 짚어가며 기대어 움직이므로 견고하지 못한 책상이나 가구는 넘어지지 않도록 조치한다. 환자가 주로 다니는 곳은 미리 정돈해 두고 위험한 물건은 치운다.

가능한 한 일상생활은 본인이 독립적으로 할 수 있도록 도와준다. 환자가 애쓰며 버둥댈 때 조용하고 침착한 목소리로 말하는 법을 알려 준다. 가르쳐 주는 사람이나 따라서 하는 환자가 긴장감을 느끼면 실천하는데 어려움이 있기 때문이다. 일상생활에 필요한 활동은 가능한 한 한 동작 한 동작씩 나누어서 하도록 한다.

환자가 넘어지면 다음과 같이 대응한다.

- 간병인 자신이 먼저 침착하도록 한다. 간병인이 흥분하면 환자는 더 흥분하게 된다.
  두 사람이 다 안정될 때까지 조용히 이야기한다.
- 환자의 통증을 살피고 상처가 난 곳이나 멍든 곳이 있는지 점검한다.
- 환자가 다친 곳이 없고 흥분하지 않았다면 혼자서 일어날 수 있는지 지켜본다.
- 간병인이 환자를 직접 들어올리려고 하지 않는다. 환자를 들면서 간병인이 부상을 입는 경우가 많기 때문이다.
- 환자의 상처가 심하거나 머리를 다쳤다고 생각되거나, 불안해하고 혼란스러워 하는 징조를 보이면 의사에게 곧 연락한다.

근육작용에 손상이 많은 말기 단계 환자의 경우, 장소를 옮길 때는 간병인의 도움이 필수적이다. 환자를 옮기는 데는 옆으로 미끄러지듯 옮기거나 들어올려 옮기는 두 가지 방법이 있다. 한 장소에서 다른 장소로 움직일 때 환자를 들어 옮기면서 간병인이 부상을 당하지 않도록 자신을 보호하고 조심해야 한다.

환자의 몸무게가 갑자기 당신에게 모두 쏠릴 경우도 있으므로 항시 주의하고 옮기기 전에 충분히 준비를 해야 한다. 간호사나 물리치료사로부터 안전하게 옮기는 방법을 교육받는다.

환자를 옮길 때 다음 사항에 유의한다.

- 환자를 옮길 때에는 항상 무릎을 굽히고 당신의 체중이 배 아

래쪽에 왔다고 생각될 때 들어올린다.

- 환자를 옮기기 전에 미리 환자에게 알려 환자의 협조를 구하도록 한다. 휠체어에 옮길 때에는 제동장치, 팔다리를 얹는 장치, 의자 등에 옷이 끼이지 않도록 조심한다.
- 가능하면 옮기는 곳의 높이가 같도록 한다. 낮은 곳에서 높은 곳으로 옮기는 것은 추가적인 힘을 요구한다.
- 가능하면 옮길 거리를 가깝도록 한다.

근육작용의 손상이 심해지면 휠체어를 사용해야 한다. 휠체어를 구입하는 요령과 점검사항을 요약하면 다음과 같다.

- 제동하는데 힘이 많이 들지는 않는지
- 발이나 다리가 잘 붓는 환자는 발을 높여주는 휠체어가 도움이 되므로 발을 올릴 수 있는 장치가 있는지
- 환자를 옆으로 옮길 때 휠체어에 팔을 얹는 부분을 떼면 도움이 되므로 이러한 장치가 있는지
- 휠체어가 좁은 문도 빠져나갈 수 있게 좁혀질 수 있는지, 빠져 나온 후 다시 정상 폭으로 되돌리는데 어려움은 없는지
- 휠체어를 구입하기 전에 집안의 문들을 모두 재어본다.
- 집밖에서 집안으로 들어오거나, 집안에서 휠체어를 움직이기 위해 경사로가 필요한 경우 설치한다. 합판이나 양탄자를 이용하여 가정에서 쉽게 만들 수 있다.
- 휠체어가 다니는 길에 급하게 꺾이는 곳이 있는지, 값진 물건이나 깨지는 물건이 있는지 살핀다. 필요한 경우 가구를 움직여 동선을 확보한다.
- 환자를 집밖으로 데리고 나갔을 때 휠체어에 잘 앉아있는지 항시 유의해야 한다. 특히 장보러 데리고 나가 잠시 방심하는 순간에 환자가 휠체어에서 일어나려고 하다가 넘어져 다치는 수가 있다.

■ 목욕 거들기

많은 경우 치매환자를 목욕시키는 것은 전쟁이라고 말한다. 치매환자를 목욕시키는 일이 간병인의 일 중에서 매우 어려운 부분이다. 목욕이 환자나 간병인 모두에게 그렇게 큰 스트레스를 주는 데는 이유가 있다.

환자의 입장에서 볼 때 옷을 벗고 목욕하는 지극히 사적인 행동을 타인의 앞에서 도움을 받아서 해야 한다는 것은 자존심에 손상을 가져온다. 또한 목욕하면서 일어나는 조그만 일들, 예컨대 목욕물의 온도가 변화하는 것 등이 치매환자에게 불안요인으로 작용한다. 치매환자를 목욕시키기 위하여 환자에게 억지로 강요하면 혼란해지고 흥분상태에 빠지므로 피해야 한다.

환자가 목욕을 싫어한다면 이유를 확인해 본다. 우울증 때문인지 혹은 감염이 되어 신체적으로 통증이 있는지 혹은 다른 사람과 함께 욕실에 있는 것에 신경 쓰이는지, 물이 너무 차거나 뜨거운 것은 아닌지, 흐르는 물소리나 비누를 두려워하는 것은 아닌지 등 원인을 확인할 수 있다면 환자가 불안해 하는 것을 미연에 방지할 수 있다. 치매환자에게는 샤워보다 목욕이 더 좋다. 목욕통에 의자를 놓고 앉아서 하는 것이 서서 샤워를 하는 것보다 용이하다.

환자가 목욕하기를 거부하면 조용히 그러나 확고한 태도로 대한다. 목욕물이 준비되면 환자에게 수건을 건네면서 '목욕준비가 다 되었다'라고 이야기한다. 다음에 환자에게 웃옷과 바지, 양말, 내의까지 차례차례 벗도록 지시를 하며 환자가 목욕을 다 끝낼 때까지 해야 할 일의 순서를 따라서 지시해 주면 대부분 따라 한다. 그러나 환자를 위협하거나 환자와 충돌하는 일은 피해야 한다.

목욕할 때 머리까지 감기는 것이 좋지만 무리가 된다면 머리는 세면대에서 따로 감길 수도 있다. 환자가 옷을 완전히 벗고 물속에 들어가는 것을 완강히 거부한다면 환자의 어깨 위에 큰 수건을 덮어주거나 헐렁한 목욕용 옷을 입고 들어가도록 하면 좀 더 편한 마음을 갖게 된다. 생식기 주변이나 여자의 가슴 주변은 민감한 곳이라 간병인이 씻어 주는 것을 환자가 원하지 않는 경우 노래를 부르며 따라 하게 하는 등으로 주의를 다른 곳으로 돌리고 얼른 씻겨 목욕을 끝낸다. 목욕하는 동안 가지고 놀 수 있는 장난감을 주는 것도 편안한 감정을 만들고 주의를 돌리게 하는 좋은 방법이다.

환자가 혼자서 목욕을 할 수 없는 단계에 이르면 가족이나 다른 사람의 도움을 필요로 한다. 특히 환자의 몸집이 크다면 혼자서 목욕을 시키는 것은 무리이다. 이 경우 자주 목욕을 하기보다 젖은 수건으로 몸을 닦아주고 도울 사람이 있는 경우에 목욕시키는 것으로 목욕횟수를 최소화한다.

목욕을 성공적으로 끝내려면 다음 사항에 유의한다.

- 환자가 기분 좋을 때로 목욕시간을 잡는다.
  환자에게 부드럽게 접근하며 바로 목욕에 초점을 두어 말하지 말고 부담없는 이야기부터 시작한다. 환자가 이해하도록 목욕하는 이유를 설명하고 (예를 들어 병원에 갈 시간이 되어서라든지) 아침에 잠옷을 갈아입을 때 목욕을 시도하는 것이 좋다. 시간을 두고 목욕을 해야지 급히 재촉해서는 안 된다.
- 목욕하는데 필요한 모든 것을 미리 준비하고 시작한다.
  욕실은 밝고 따듯하게 하며 목욕 전에 필요한 모든 도구를 준비하여 목욕 중에 무엇을 가지러 욕실을 떠나지 않도록 한다.
- 환자의 목욕하는 습관을 이해한다.

환자가 목욕할 때 무엇을 좋아하는지, 어떤 버릇을 갖고 있는지, 누가 도와주는 것을 좋아하는지를 살펴 환자의 기호에 따르도록 한다.

- 목욕하는 동안 환자의 기분에 따른다.

목욕하면서 환자의 기분을 잘 살펴야 한다. 환자가 두려워하고 있다면 혼돈이 증가되는 것을 미연에 방지해야 한다. 환자와 이야기를 하면서 목욕의 단계별로 환자를 도와주며 안심시켜 준다.

- 환자가 안전하다는 확신을 주며 조급하게 행동하지 않는다.

가족 중에 환자가 편안하게 느끼는 사람이 있다면 도움을 청하며, 환자를 재촉하지 않는다.

- 환자가 욕조에 들어가기 전에 항상 물의 온도를 미리 점검한다.
- 욕조에는 발목이 잠길 정도 분량의 물을 미리 받고 환자가 욕조에 들어간 후 조금씩 채운다.
- 환자가 욕조 속에 들어갈 때에는 반드시 옆에서 거들어 준다.
- 환자가 비누를 떨어트리지 않도록 줄 달린 비누나 비누주머니를 만들어 두면 편하다.
- 욕조 속에 환자를 혼자만 남겨두지 않는다.
- 목욕 중에 환자에게 상처가 난 곳이나 감염된 곳을 조사한다.
- 목욕은 규칙적으로 시간을 정해서 한다.

▪ 옷 입기와 몸단장

환자도 자신의 차림새가 단정하면 기분 좋게 느낀다. 치매환자는 옷을 입고 벗는 방법을 잊는 경우가 있으므로 어떤 옷을 먼저 입는지, 단추나 지퍼는 어떻게 채우는지를 순서대로 가르쳐주어야 할 경우도 있다. 옷을 갈아입힐 때는 환자 스스로 할 수 있는 한도까지 기다리면서 환자에게 자긍심과 독립심을 유지시키는 것이 좋다.

치매환자는 의복의 색상조화라든가 계절에 따른 복장의 변화에 대한 감각을 상실하는 경우가 많다. 겨울에도 반바지를 입어야 할지 두꺼운 코트를 입어야 할지 알지 못한다. 따라서 무엇을 입어야 할지 간병인이 선택해 주어야 한다. 환자복의 선택에서 중요한 것은 환자가 혼자서 입고 벗기 편하며, 환자와 간병인 모두에게 긴장감을 덜 주는 옷을 선택하는 것이다.

병세가 악화되면 단추나 지퍼가 달린 옷보다는 스웨터나 고무줄로 된 바지, 접착 천으로 마감하는 옷이나 신발로 바꾼다. 또한 엎지르고 쏟는 사고가 많으므로 물빨래를 자주 해도 되는 옷감으로 준비한다. 환자의 신발은 바닥이 미끄럽지 않으며 환자의 발에 잘 맞는지 확인한다. 치매환자 본인은 신발이 맞는지 여부를 알지 못할 수도 있다.

치매환자는 병세가 진전됨에 따라서 자신의 모습에 흥미를 잃게 되며 자신을 꾸미려는 노력을 게을리 하게 되는데, 간병인은 환자를 깨끗이 꾸미는 데에도 관심을 가져야 한다. 더럽고 냄새가 나는 환자를 돌보는 일은 간병인에게 큰 스트레스를 가져오기 때문이다. 여자환자의 경우 때때로 화장도 시키며 친척이나 친구가 찾아왔을 때 새로운 립스틱을 시도한다면 환자 본인도 즐겁게 느낄 것이다.

몸단장은 일단 환자 본인이 할 수 있는 데까지 하도록 하고 간병인이 도와주는 방식으로 하는 것이 좋다. 모든 차림새는 간단하게 하고 머리는 짧게 잘라 간수하기 편하도록 한다. 환자가 목욕하고 옷입고 단장하는, 날마다 반복되는 일에 저항할 수도 있으나 가능하면 환자가 위엄과 자부심을 느낄 수 있도록 도와준다. 환자에게 얼마나 예쁜지를 말해주고 주위 사람들에게도 칭찬을 해주라고 하여 환자의 자긍심이 유지될 수 있도록 노력한다.

옷 입기에 용이하게 하기 위해 다음 사항에 유의한다.

- 종류에 따라 분리해서 서랍이나 상자에 넣고 그림이나 사진을 붙여 둔다. 한 번 보관할 장소를 정했으면 변경하여 혼란을 주는 일이 없도록 한다.
- 기본적인 색상의 옷이나 단일색 계통의 옷이 색상을 맞추어 입는데 용이하다.
- 환자에게 제한된 수의 옷을 제공한다. 환자에게 두 가지 중의 하나를 고르도록 하여 혼돈을 줄이면서 본인이 고른 옷에 자부심을 느끼게 만든다. 이때 예쁘다는 칭찬을 빠트리지 않는다.
- 입고 벗기 편한 옷으로 준비한다.
- 입어야 할 옷을 입기 쉽게 침대 위에 놓아둔다.
  옷마다 입는 법을 간단히 지시해 준다. 예컨대 양말을 신을 때에는 앉아서 신으라고 하고 이해하지 못하면 실제로 보여주면서 따라 하도록 한다.
- 세탁할 옷은 환자가 벗어 놓았을 때 안 보이게 치워놓는다.
  어떤 환자는 날마다 같은 옷만을 입겠다고 고집하기도 한다. 이 경우 똑같은 옷을 한 벌 더 준비한다.
- 환자의 옷에 구멍이 나 있는지 혹은 뒤집어 입지 않았는지 살펴본다.

8. 식사와 영양을 위한 간병의 지혜

치매환자는 식사하는데 어려움을 느낀다. 어떤 환자는 음식을 어떻게 먹어야 할지, 씹기는 했는데 어떻게 삼켜야 할지 모르기도 한다. 지금까지 사용해 왔던 수저를 사용할 줄 모르거나 마시는 것도 어떻게 하는지를 잊는 경우도 있다.

기억력과 신체적 기능이 쇠퇴함에 따라 식사하는 데에 문제가 발생하고, 그 결과 영양실조, 몸무게 감소, 변비 등 적절한 영양소를 섭취하지 못하는 데에 따른 문제들이 발생한다. 환자가 식욕이 없다면 복용하는 약의 문제일 수도 있으므로 의사와 상의한다.

환자는 자신의 증세를 간병인에게 설명할 수 없으므로 환자가 소화에 문제가 생기면 식욕에 영향이 온다는 점을 간병인은 알아야 한다.

때로는 환자가 음식을 가지고 장난을 하거나 음식을 뱉어버리고 먹으려 하지 않거나, 양 볼에 가득히 물고 있거나, 손에 음식을 쥐고 있는 경우가 있다. 이는 환자가 먹는 방법을 몰라서 일 수도 있으나 씹는 능력이나 소화에 문제가 있기 때문일 수도 있다.

환자에게 한끼의 식사량을 한 번에 주려 하지 말고 조금씩 주며, 천천히 먹도록 한다. 환자가 씹고 삼키는데 문제가 있으면 무리하게 먹이지 말고 좀 늦게 먹도록 하거나 식사를 중단하고 의사에게 연락한다.

치매환자 중에는, 보이는 것이면 모두다 먹으려 하거나 아니면 전혀 먹기를 거부하는 사람도 있다. 어떤 환자는 한 두 가지 음식만 집중해서 먹고 다른 것은 아예 거들떠 보지도 하지 않는가 하면, 방금 식사를 끝내고도 배가 고프다고 떼를 쓴다. 때로는 환자의 입맛이 바뀌기도 하는데 전에는 단 것을 안 먹다가 단 것을 원할 때도 있다. 환자가 원하는 것이 식사에 도움이 된다면 환자의 의향대로 하면서 쉽게 식사를 할 수 있다.

■ 식욕의 변화

치매환자의 경우 신체적 문제로 인하여 식기 사용 능력이나 음식을 씹고 삼키는 능력에 제한을 받는다. 또한 감정적 혼란, 우울증, 기타 생화학적인 장애가 식욕을 방해하고 식사의 즐거움을 빼앗아 간다.

만일 환자가 식욕을 잃었거나 먹는데 저항한다면 다음의 이유를 확인해 본다.

- 치아에 문제가 있어 먹는데 고통스럽기 때문일 수 있다.
  입안에 상처나 감염 혹은 틀니가 잘 맞지 않아 통증을 느끼지 않는지 확인한다.
- 식사하는 환경을 조용하게 해준다.
  방에 시끄러운 소리나 냄새, 기타 산만하게 만드는 요인이 있는지 점검하며, 걱정이나 혼란 등 심리적인 안정을 해치는 요소가 있는지 확인한다.
- 시력에 문제가 있어 음식을 인식하지 못하고 혼란을 느낄 수 있다.
  환자의 시력에 문제가 있는지 살피고, 안경을 끼도록 하거나 안경의 도수를 조정한다.
- 환자가 수저를 사용하는 방법을 잊어버렸기 때문일 수 있다.
  환자의 손에 수저를 쥐어주고 간병인을 따라서 하도록 유도한다. 수저사용이 어렵다고 판단되면 손으로 집어먹을 수 있도록 음식을 준비한다.
- 복용하는 약의 부작용으로 식욕이 떨어질 수 있으므로 의사와 상의한다.

• 음식을 인식할 수 없는 인지불능상태에 처하여 식욕이 없는 경우가 있다.

■ 식사시의 이상행동

밥그릇을 던지거나 음식을 뱉거나 혹은 장난을 치는 등 식사할 때 이상행동을 하는 경우가 있다. 이러한 경우에는 식기를 플라스틱으로 대치하여 안전에 유의한다. 또한 환자가 왜 음식을 뱉고 던지는지 이유를 찾아본다.

음식이 생소한 것인지 혹은 너무 뜨겁거나 차가운지, 환자가 싫어하는 냄새가 나는지 등을 확인한다. 만일 음식에는 문제가 없는데 이상행동을 한다면, 식사를 중지하고 음식을 치우거나 산책을 데리고 나가 안정시킨다. 환자가 안정되면 다시 식사를 시도한다.

이러한 이상행동을 최소화하기 위하여 다음과 같은 조치를 취한다.

• 종이나 플라스틱으로 만든 그릇을 사용한다.
  접시보다는 움푹한 그릇을 사용하고 던지는 것을 막기 위해 흡입장치가 밑에 달린 그릇을 준비한다.
• 뚜껑에 구멍이 있는 컵과 구부러지는 빨대를 사용하여 음료수가 쏟아지는 것을 막는다.
• 흘린 것을 치우기 쉽게 환자의 식탁 앞에 받침대를 깔아 놓는다.
• 장식물 혹은 양념통과 같이 식탁 위에 있는 불요불급한 물건은 치운다.
• 음식을 먹을 때 입는 식사용 겉옷을 만들어 환자가 식사를 편안하게 하면서 간병인의 세탁수고를 덜 수 있도록 한다.

씹고 삼키는 문제

치매가 진전됨에 따라 씹고 삼키는데 문제가 발생하기도 한다. 씹는 것을 잊어버리고 큰 덩어리 째 삼키려고도 한다. 삼키는데 어려움이 있는 환자는 액체 음식을 주고, 식사 중에 삼키는 것을 상기시키는 것이 좋다. 양 볼을 눌러주거나 목 아래를 문질러 주면서 입 속에 음식이 있으니 삼켜야 한다고 말해 준다. 만일 환자의 목에 음식이 걸려 말을 못하거나 숨을 쉬지 못할 때는 신속히 도와주어야 한다.

환자가 씹고 삼키는 것을 용이하게 하도록 하기 위해 다음 사항에 유의한다.

- 틀니가 잘 맞는지 확인한다.
- 안 씹어도 될 정도로 조각을 내거나 액체로 된 음식물을 준비한다.
- 부드럽게 턱을 움직여 씹도록 유도하며, 삼키는 것을 상기하도록 가볍게 목을 두드려 준다.
- 고체와 액체가 혼합된 음식은 피한다. 예컨대 건더기가 있는 국을 주면 환자가 씹어야 할지 삼켜야 할지 판단하지 못하다가 목에 걸릴 위험이 있다.
- 환자의 머리를 앞으로 조금 숙이면서 올바르게 앉도록 유도한다.
- 누워서 지내는 환자를 먹일 때는 가능한 한 상체를 일으켜 세우도록 노력한다.

  큰 숟가락을 사용하여 절반 정도 떠서 숟가락으로 아랫입술을 약간 누르면서 "지금 삼키세요."라는 말과 함께 환자의 입에 넣어준다.

• 환자의 목에 음식이 걸렸을 때 필요한 구급법을 배운다.

환자 뒤에 서서 간병인의 팔로 환자의 허리를 감고 갈비뼈 밑 환자의 복부의 가운데에 주먹을 넣고 다른 손으로 주먹을 감싸 쥐어 힘을 줘서 네 다섯 번 위로 향하여 뒤로 잡아당긴다. 이렇게 하면 목을 통해 공기를 강제로 위로 올리게 되어 목에 걸린 음식이 튀어나오게 된다.

환자가 누워있다면 얼굴이 땅에 닿게 뉘이고 환자의 다리 옆에 무릎을 꿇고 간병인의 손바닥을 환자의 갈비뼈 밑과 배꼽 위 복부에 놓고 다른 손을 그 위에 얹어 환자의 머리 쪽을 향해 위아래로 네 다섯 번 강하게 밀어 올려 입 속의 음식물을 빼어 낸다.

▪ 치아관리

치아관리는 적절한 영양섭취를 위하여 꼭 필요하다. 치통으로 이가 아프거나, 입안이 감염되었거나, 잘 맞지 않는 틀니를 착용한 환자는 잘 먹지 못하며 소화에도 문제가 생긴다. 이를 잘 닦고 틀니를 잘 간수하여야 한다. 환자가 이를 안 닦으려 하면 간병인을 따라서 함께 이를 닦도록 유도한다.

치매환자는 치석이 많고 잇몸질환이 많은 것이 특징이다. 치매환자는 치아 사이에 끼인 것을 닦지 않으며, 복용하는 약들이 침샘분비를 억제하여 치아를 손상시킨다. 따라서 규칙적으로 치과를 방문하여 치석제거와 치아관리를 하여야 한다. 특히 틀니가 잘 맞지 않아 그로 인해 잇몸이 감염되는 경우가 많으므로 주의한다.

식사를 돕는 법

어느 날 환자가 젓가락을 집더니 아무 것도 집지 않고 그냥 내려놓은 다음 손가락으로 음식물을 집어먹어 당황할 때가 있다. 이러한 행동은 숟가락 사용법을 잊어버렸기 때문이다. 일단 숟가락 사용법을 가르쳐 주고 따라 하도록 하지만, 계속 손으로 먹으려 한다면 손으로 먹을 수 있는 음식을 준비해 주는 것이 좋다.

환자가 독립적으로 먹을 수 있는 한 스스로 하도록 도와주는 것이 간병인의 임무이므로 억지로 숟가락을 사용하도록 강요하여 환자를 좌절시키지 말아야 한다. 다른 모든 경우와 마찬가지로 환자의 식사를 돕는 일은 인내를 요한다.

환자가 원만하게 식사를 하도록 하기 위해 다음 사항에 유의한다.

- 환자의 식사습관과 음식에 대한 기호를 존중한다. 과거의 습관을 바꾸려고 하기보다는 간병인과 환자 모두에게 편안한 식사시간이 되도록 한다.
- 안정된 분위기에서 식사를 할 수 있도록 한다. 조용한 음악을 틀어놓고 식사하는 동안 가능하면 전화선을 빼 놓거나, 응답기를 장치해 두고 식사를 방해하는 텔레비전이나 기타 소음을 피한다.
- 규칙적인 일과에 따라 식사하도록 한다.
  같은 시간, 같은 장소, 같은 식사 도구로 매일 식사하도록 한다. 낯익은 환경과 규칙적인 일과는 환자에게 혼동을 줄인다.
- 음식이 너무 뜨겁거나 차지 않은지 미리 확인한다.
  치매환자는 온도에 민감하지 못하여 화상을 입을 수도 있다.

- 환자가 혼동하지 않도록 한 번에 한 가지 음식만 내어 준다.
  만일 두 세 가지 음식이 함께 제시되면 혼란해 할 수 있으므로 한 가지씩 권하거나 혹은 덜어준다.
- 식탁에 앉으면 바로 먹을 수 있도록 미리 준비한다.
  예컨대 덩어리 음식은 잘라놓고, 가시나 뼈는 미리 발라놓고 물은 컵에 담아 놓은 다음 환자를 부른다.
- 환자가 혼자서만 식사하도록 놔두지 않는다.
  환자와 눈도 맞추어 가며 이야기도 하고, 함께 음식을 즐겨먹고 있다는 표정을 보여준다.
- 충분한 시간을 갖고 식사할 수 있도록 한다.

혼자서 잘 먹으면 놔두고 식사 중에 다른 행동을 하면 식사를 계속 하도록 일깨워 준다. 환자가 식사하는 도중에 간병인이 다른 일을 하면 환자는 먹기를 거부하기도 한다.

환자의 식사행동이 답답하게 여겨지더라도 환자 스스로 할 수 있을 때까지는 인내하며 함께 있는다.

■ 영양 균형의 유지

좋은 영양상태를 유지하는 것은 환자는 물론 간병인에게도 중요하다. 간병인이 식사를 잘 못하면 긴장하고 흥분하기 쉬우며 저항력도 떨어진다. 좋은 영양상태는 간병인이나 환자 모두에게 병으로 인한 스트레스와 피로를 이겨내기 위해서도 중요하다.

환자에게 동물성과 식물성이 골고루 섞인 균형잡힌 식사를 하도록 한다. 특히 곡물류와 과일·야채를 통해 섬유질을 섭취하는 것이 중요하다. 이는 심장병이나 암의 위험을 낮추며 변비를 예방하고 포만감을 느끼게 하여 환자의 체중 관리를 돕는다.

최근의 연구에 따르면 뇌의 노화억제를 위하여 비타민 C, B_{12}, E를 섭취하는 것이 치매예방에 도움이 되고, 인지능력의 감퇴를 예방하며 뇌졸중도 줄일 수 있다고 한다. 비타민 C는 채소와 과일, 우유 및 치즈에 많고, 비타민 B_{12}는 육류와 우유, 생선, 굴, 새우와 게 등에 많으며, 비타민 E는 식물 씨앗과 우유, 계란 노른자에 풍부하다. 비타민 B_6, B_{12} 그리고 폴산(folic acid)을 매일 섭취하면 몸 속에 에너지를 높이고, 따라서 수면, 기분 그리고 식욕상태를 돕는 역할을 한다고 한다.

현미와 잡곡, 채소에는 불용성 섬유소가 많이 있어 콜레스테롤 수치를 낮추며 심장병을 예방한다. 소금과 설탕, 지방의 섭취량을 줄이고 여러 종류의 음식물을 조금씩 먹으며 소식하도록 한다.

하루에 몇 번 식사를 하는 것이 좋은가 하는 횟수를 걱정하기보다는 기본적인 영양소를 충분히 섭취하였는지 고려한다. 때로 의사로부터 환자가 영양실조라는 말을 듣고 간병인이 충격을 받는다.

이는 세 끼를 다 먹어도 영양균형이 파괴된 식사를 할 경우에 나타난다.

예컨대 기름기나 설탕이 많이 든 음식을 먹으면서 비타민과 단백질이 부족한 경우가 있다. 정상인의 경우 자신의 몸이 요구하는 바에 따라 음식을 선택해 먹을 수 있으나, 환자의 경우 음식을 선택하지 못함으로써 영양균형이 파괴된 채로 지내게 된다.

때로는 뇌 속의 식욕을 관리하는 신경이 손상되어 식사를 하고도 계속 배가 고프다고 하는 경우가 있다. 이런 환자에게는 한 끼에 많은 양을 먹이기보다 하루에 5~6번의 적은 양의 식사를 제공하거나 영양가 있는 스낵으로 식사를 대체한다.

필수 영양분을 섭취하지 못하거나 적절한 열량을 확보하지 못한 환자는 육체적 쇠퇴를 경험한다. 당분을 지나치게 많이 섭취한 환자는 우울증을 경험하거나 의욕이 없이 멍하고 피곤해 하며 기분이나 행동이 불안하게 된다. 환자가 당뇨병이나 고혈압 혹은 심장병을 동반하고 있을 때 적절치 못한 식이요법은 이러한 병을 더 악화시키므로 규칙적으로 의사의 확인을 받도록 한다.

환자를 간병하면서 날마다 영양가 있는 식사를 준비하는 것은 매우 어려운 과제이다. 일주일에 최소한 하루는 음식준비에서 벗어날 수 있도록 배달 서비스를 이용하여 간병인과 환자 모두에게 변화를 주도록 한다. 또한 복잡한 요리보다는 간단한 영양식에 관한 책을 구입하거나 요리 강좌를 통해 음식 준비의 요령을 익힌다. 치매환자를 돌보는 일은 몇 달 혹은 1~2년으로 끝나는 일이 아니므로 길고 먼 여정을 준비하는 마음으로 대처해야 한다.

치매환자의 식사에서 유의해야 할 사항

- 지방질과 콜레스테롤의 지나친 섭취를 피한다.

  포화지방과 콜레스테롤의 지나친 섭취는 심장병과 뇌졸중을 일으킨다. 고기류는 지방을 도려내고 닭고기는 껍질을 벗겨 동물성 포화지방류를 줄인다. 튀기는 대신 삶거나, 굽거나, 쪄서 음식을 만든다.

- 설탕의 지나친 섭취를 피한다.

설탕에는 우리 몸에 필요한 단백질, 무기질, 비타민이 없다. 설탕이 많이 들어간 사탕, 청량음료, 케이크, 과자 대신 싱싱한 과일이나 천연 주스를 먹는다. 함유되어 있는 설탕의 섭취도 조심해야 한다. 예컨대 자당, 포도당, 젖당, 과당, 맥아당, 옥수수시럽, 옥수수감미료 등의 성분은 감춰져 있는 설탕이다.

- 나트륨의 지나친 섭취를 피한다.

나트륨은 고혈압에 주요 원인이 되므로 음식에 소금 성분이 많이 들어가지 않도록 유의한다. 설탕의 경우와 마찬가지로 함유되어 있는 나트륨의 섭취도 조심한다. 인산나트륨, 글루탐산나트륨, 염화나트륨(식염), 질산나트륨 등의 성분은 감춰져 있는 소금이다.

- 술과 카페인을 제한한다.

치매환자에게는 적은 양의 술도 큰 영향을 미쳐 사고가 날 가능성을 높이므로 가급적 피하는 것이 좋다. 카페인은 신경조직에 자극을 주어 신경과민 혹은 가벼운 두통을 유발하므로 가급적 커피나 차, 콜라 등 카페인이 함유된 음료를 피한다. 대신 물이나 과일주스를 마시도록 한다.

- 적절한 체중을 유지한다.

체중이 늘면 고혈압, 심장병, 당뇨 등 질병에 걸릴 가능성이 높다. 또한 과체중은 몸의 움직임을 둔하게 하며 운동하기 어렵게 만들어, 육체적 정서적으로 적절한 컨디션을 유지하기 힘들게 된다. 환자에 따라서는 아침과 저녁에 식욕이 달라지므로 이러한 변화에 유의하여 적절한 영양과 체중을 유지할 수 있도록 한다.

9. 운동과 사회활동을 돕는 간병의 지혜

운동과 오락, 사회활동은 이것이 비록 병의 진전을 멈추게 하지는 못할지라도 육체적·정신적 건강을 유지하기 위하여 반드시 필요하다. 치매환자는 뇌의 손상으로 능력을 잃어 매일 실패와 좌절을 겪는다.

특히 초기에는 기억력과 의사소통 능력 상실로 겪는 스트레스가 매우 크다. 적당한 기억이 뒷받침되지 않고 일상에서 발생하는 일에 대한 지식이 부족한 환자의 세계는 매우 두렵게 다가온다.

병이 진전됨에 따라 자신감은 점점 줄어들고 실패와 좌절의 경험은 늘어난다. 이러한 환자에게 운동과 사회활동은 자신감을 주고 일상의 지루함을 극복할 수 있도록 돕는다.

운동은 긴장을 줄이고 육체적으로 에너지를 발산시키는 작용을 한다. 환자가 현재 능력의 범위 안에서 적당한 활동을 발견하게 되면 자긍심과 독립심을 갖게 된다.

환자에게 알맞는 활동을 선택하는 것이 매우 중요하다. 왜냐하면 치매환자는 기억력의 손상 때문에 간단한 활동에서도 좌절을 경험할 가능성이 높기 때문이다. 따라서 짧고 단순한 지시로 수행할 수 있는 활동을 선택한다.

환자는 집중력이 낮으므로 모든 활동은 10~20분 이내로 짧게 한다. 환자가 좌절하거나 혼란해지는 기미를 보이면 활동을 중지하거나 다른 활동으로 바꾼다. 환자가 하는 활동은 융통성이 있어야 한다. 또한 환자의 능력이 허락하는 한 어른이 하는 종류의 활동을 선택하도록 하며 환자를 어린이 취급하면 안 된다.

■ 운 동

간단하고도 가벼운 몸 운동을 매일 한다. 환자에게 한 가지씩 행동을 보여주며 따라 하도록 한다. 혼란을 적게 하기 위하여 매일 같은 시간에 십 분 정도씩 하고 동일한 동작을 연속적으로 반복한다. 머리에서부터 시작해서 발로 차차 내려가면서 긴장된 근육을 풀어주도록 한다.

가벼운 리듬으로 손뼉을 치거나 발을 바닥에 두드리는 것도 좋은 운동이다. 앞을 똑바로 본 상태에서 한쪽 귀를 어깨에 가도록 머리를 옆으로 구부리고 좀 있다가 같은 동작을 반대쪽으로 한다. 얼굴은 이가 보이도록 큰 미소를 짓는다. 눈썹을 치켜보고, 입술을 실룩거리고, 입안 가득히 공기를 넣어 내뿜는다.

양손을 깍지 끼고 뒷머리에 둔 다음 어깨를 쭉 편다. 두 팔을 앞으로 뻗고 손바닥을 위로 한다. 팔을 가능한 한 멀리 뻗어 보고 천천히 두 팔을 모아본다. 공작용 진흙이나 간단한 매듭놀이는 치매환자의 손과 팔 운동으로 적합하다.

운동이 치매환자에게 미치는 영향을 열거하면 다음과 같다.

- 규칙적인 활동은 정서적 불안과 긴장을 줄이며 심리적 안정을 가져다 준다.
- 운동은 '해냈다'는 성취감과 자신감을 준다.
- 운동하는 동안 엔돌핀이 나와 아픔을 덜 느끼게 해준다.
- 밤에 배회하는 환자는 운동으로 인해 덜 배회하게 된다.
- 변비를 치료할 수 있으며, 식욕부진 환자에게 식욕을 자극한다.
- 운동신경 근육의 기능쇠퇴 속도를 늦출 수 있다.
- 환자와 간병인 및 주변 사람들과의 관계가 원만해지며, 질 높

은 시간을 함께 가질 수 있다.

매일 조금씩 운동하는 것이 일주일에 한 두 번 장시간 하는 것보다 훨씬 좋다. 치매환자의 운동에서 첫째로 고려해야 할 것은 능력이다. 특히 보행할 수 있는지의 여부에 따라 가능한 운동의 종류는 크게 다르다. 둘째로 고려해야 할 점은 장소이다. 집에서 해야 할지, 공원에서 할지 혹은 지역 복지센터에서 할지를 정한다. 셋째로 고려해야 할 점은 환자의 선호이다. 환자가 과거에 즐겨하던 운동과 비슷한 종류를 찾는다.

매일 산책을 하는 것은 치매환자가 선택할 수 있는 가장 좋은 운동이다. 걷는 것이 가능한 환자에게는 산책이 현실적으로 가장 적절한 운동이다. 매일 같은 시간에 같은 장소를 걷도록 하며, 가급적이면 조용한 길을 선택한다. 환자는 걸으면서 보고, 듣고, 냄새를 맡아 자극이 된다.

간병인이 환자와 같이 걸으면서 꽃의 향기를 맡도록 하고 아름다운 풍경을 상기시켜 주면 과거의 기억이 되살아 날 수도 있다. 특히 저녁식사 전에 산책하도록 하면 식사도 잘하고 잠도 잘 자게 된다. 사람들이 많지 않는 시간을 정하여 근처 학교의 운동장을 걷는 것도 좋은 방법이다.

날씨가 나쁘면 실내에서 조용한 음악과 함께 고무공을 주고받거나 고무공으로 볼링을 하는 것 또한 한 방법이다. 플라스틱통에 고무공을 던지는 놀이나 간단히 따라 할 수 있는 에어로빅 운동도 좋다. 치매환자는 사람이 많은 복잡한 곳에 가면 혼란을 느낄 수 있으므로 운동 시에도 복잡한 곳은 피해야 한다.

① 휠체어에서 하는 운동

휠체어를 이용하는 환자에게 운동은 혈액순환을 증가시키고 근력과 유연성을 유지하는데 도움이 된다.

다음의 동작들을, 환자의 그날의 상태에 따라 각각 2~4번 정도 반복하도록 한다.

- 머리를 천천히 시계 방향으로 돌리고 또 시계 반대 방향으로 돌린다.
- 양팔을 머리 위로 올려 손을 뻗칠 수 있는 데까지 뻗치고, 두 손을 잠시 잡았다가 양팔을 양 옆으로 내리는 동작을 수 차례 반복한다.
- 양팔을 앞으로 쭉 뻗치고 주먹을 쥐었다 펴는 동작을 몇 번 하다가 양팔을 양 옆으로 내리는 동작을 반복한다.
- 어깨를 으쓱 올린 다음 가슴을 향해서 머리를 숙였다가 뒤로 젖히는 동작을 반복한다.
- 똑바로 앉아서 무릎을 벌리고 머리를 천천히 앞으로 굽힌다. 손을 발바닥을 향해 닿게 하였다가 제자리로 돌아오는 동작을 반복한다.
- 오른쪽 무릎을 올려 왼쪽 발 위에 놓고 셋까지 세고는 반대로 왼쪽 무릎을 올려 오른발 위에 놓기를 반복한다.
- 두 팔을 편안하게 무릎 위에 얹고 곧게 앉는다. 그리고 양팔을 머리위로 들어올려 깊은 숨을 들이 쉬고 천천히 양팔을 양 옆으로 내리면서 숨을 내쉰다.

② 침대에서 하는 운동

침대에 누워서 지내는 환자에게는 근육기능 쇠퇴 및 힘줄과 인대가 오그라드는 것을 막기 위하여 관절을 펴는 운동이 필요하다. 특히 힘줄과 인대가 오그라드는 문제는 매우 고통스러워 침대에 영원히 누워서 지내게 하는 원인이 되기도 한다. 침대에서 하는 운동은 다음 요령으로 실시한다.

다음의 동작들을 환자의 그날의 상태에 따라 각각 2~4번 정도 반복하도록 한다.

- 머리를 앞으로 구부려 올릴 수 있는 한 최대한 들어 올렸다가 천천히 내린다.
- 등을 바닥에 붙이고 반듯이 누워 한 다리씩 번갈아 올려 좌우로 움직인다.
- 무릎을 굽혀 가슴을 향해 다리를 당기고 잠시 있다가 다리를 펴서 천천히 내려놓는다.
- 양팔은 천장을 향해 뻗쳐 손가락을 쥐었다 폈다 하고 손목을 돌린 후 옆으로 내린다.
- 베개에서 머리를 들어 올려 잠시 머물다가 천천히 내린다.
- 머리를 좌우로 수 차례 돌린다.
- 숨을 들이쉬면서 양팔을 머리위로 올린 다음 천천히 내리면서 숨을 내리 쉰다.

환자에게 운동을 시킬 때의 유의사항

- 간단하고 쉽게 따라 할 수 있는 활동을 위주로 한다.
- 새 운동을 할 때에는 천천히 하며 환자가 흥미를 잃는 기색을 보이면 중지한다.
- 지시는 간단히 하며 한 쪽을 하고 나면 다른 쪽을 하도록 순차적으로 지시한다.
- 환자가 숨을 오래 참거나 너무 오래 발을 바닥에 두드리는 활동은 피한다.
- 운동을 하면서 재미있는 이야기를 하도록 한다.
- 5분마다 휴식한다. 너무 무리하거나 피곤해 하지 않도록 환자의 기색을 살피면서 한다.

■ 사회 활동

예전에는 치매라고 하면 '노망이 났다'고 하여 미친 사람으로 취급하면서 집에 가두어 두거나 정신병원에 감금했던 적이 있다. 요즘 들어서 치매는 정신이상과는 다른 새로운 질환으로 인식되면서 간병에도 새로운 접근이 도입되고 있다.

선진국에서는 치매환자에게 활동적이고 긍정적인 느낌을 갖도록 하는데 간병의 중점을 둔다. 즉 치매환자가 예전처럼 사회활동을 할 수는 없지만 현재 상황에서도 사회활동을 즐길 수 있도록 하는데 초점이 맞추어진다.

치매가 진전됨에 따라 조금씩 조절하면서 예전에 즐겨하였던 사회활동에 참가하도록 환자에게 격려해야 한다. 사회활동을 계속하면 질병의 진전속도를 늦출 수 있다. 또한 사회활동은 환자의 기분을 좋게 하며 우울증에 빠지는 것을 막는다.

치매환자가 가족과 함께 친지를 방문하거나 지역사회의 프로그램에 참여하도록 한다. 그러나 많은 사람들이 모인 곳에서는 환자가 대처하기 어려울 수도 있음으로 주의해야 한다. 손자 손녀가 큰 위안이 될 수 있으나 한꺼번에 많이 몰려오면 혼란을 가져온다. 이러한 스트레스로 환자에게 문제가 발생하면 조용한 방으로 데리고 가서 안정시키면서 돌발적인 이상행동을 미연에 방지한다.

친지와 방문객들에게 환자의 최근상태를 알려서 그들도 환자에게 어떻게 대응해야 할지를 미리 준비하게 한다. 예를 들어 환자가 이해할 수 있는 것과 이해할 수 없는 것을 개략적으로 설명하며, 환자가 쉽게 피곤해 할 수 있음을 주지시킨다. 방문객이 선물을 가져오고 싶다고 하면 음식, 음악, 이야기 카세트, 또는 꽃이 좋을 것이라고 조언해 준다.

치매환자는 의사소통 능력이 부족하므로 사람들이 불편해 하고 가까이 가려 하지 않는다. 이 경우 환자뿐만 아니라 간병인도 버림받은 느낌을 갖게 된다. 환자의 능력이 저하됨에 따라 결국 주변으로부터 고립되는데, 이 때가 바로 전문가의 도움을 필요로 하는 시기이다.

치매환자의 사회활동을 용이하게 하기 위해 다음 사항을 고려한다.

- 초기단계에는 환자 자신이 하고 싶은 활동을 선택하도록 한다. 환자의 능력을 과소평가하여 지나치게 단순한 활동을 시키거나 독립적으로 하지 못하도록 하면 좌절감을 초래한다.
- 친숙하고 편안한 활동을 장려한다.
  새로운 활동을 개발하기보다는 이미 알고 있는 친숙한 활동을 선택한다.
- 환자의 흥미가 갑작스럽게 변화하는 경우가 많은데 환자의 선호에 따른다.
  치매환자가 어떤 활동을 오늘은 재미있어 하나 내일은 흥미를 잃고 하기를 거부하기도 한다. 이와 같은 경우 환자의 선호에 따른다.
- 환자의 능력에 적합한 활동인지 항시 주시한다.
  환자의 능력은 갈수록 쇠퇴하므로 지난 주에는 적합한 활동이 오늘은 부적합하게 될 수도 있다. 이 경우 활동을 간소화하거나 다른 활동을 찾거나 혹은 완전히 그만 두어야 할 때가 온다.

■ 취미와 오락활동

① 어린이와 애완동물

치매환자에게는 어린이와 애완동물이 가장 좋은 벗이다. 어린이나 동물은 치매환자에게도 주저하지 않고 무조건적인 사랑과 관심을 보낸다. 가능하면 어린 손자 손녀나 이웃의 어린아이들과 시간을 보내도록 주선한다. 이러한 만남은 한 번에 그칠 것이 아니라 일주일에 적어도 한 두 번 정도는 규칙적으로 만날 수 있도록 한다.

어린아이들은 성인들보다 상황에 빨리 적응한다. 할머니나 할아버지가 좀 이상하다고 느껴도 거부감 없이 잘 어울리는 순수함이 있어서 곧 친하게 되므로 환자의 병세가 마지막 단계에 이르기 전까지는 어린아이들을 환자로부터 멀리 하는 일은 바람직하지 않다. 환자와 아이들이 함께 있을 때, 간병인은 환자 주변에서 지켜보도록 한다.

외국에서는 개나 고양이에게 자식을 대하듯 각별한 관심과 사랑을 기울이는 노인을 흔히 본다. 애완동물은 언제라도 친구가 될 수 있으며 환자의 마음을 위로하고 진정시킨다. 치매환자들은 따듯하고 부드러운 것을 안고 싶어하는데 애완동물과 사랑을 주고 받음으로써 안정감을 얻는다. 그러나 애완동물을 기르기 위해서는 추가적으로 많은 일이 따른다.

치매환자는 애완동물과 많은 시간을 함께 보내면서 돌볼 수는 없으므로 간병인은 애완동물까지 돌볼 여유가 있는지 합리적으로 판단해야 한다. 이웃의 애완동물을 때때로 봐주면서 치매환자와 함께 시간을 보내도록 해도 좋다. 애완동물을 기르기 전에 환자가 동물의 털에 민감한 알레르기를 갖고 있지 않은지도 확인한다.

② 취미와 오락활동

치매의 초기단계에는 게임이나 미술 등의 취미활동에 직접 참여하여 즐길 수 있지만 병이 진전됨에 따라 기억력이나 판단력이 흐려져서 전에 하던 일도 할 수 없게 되어 좌절감을 갖게 된다. 또한 위험에 대한 지각능력이 흐려져서 정상적인 취미활동에 제한을 받는다. 병세가 악화되면 어린아이 수준으로 기술이나 이해능력이 떨어지므로 단순한 활동으로 제한된다.

환자에게 어떤 활동이 적당할지는 환자의 정신적 상태에 따라 좌우된다. 환자가 활동을 할 수 있는 한 취미활동을 하도록 돕고 환자가 기꺼이 하려고 하지 않거나 좌절감을 느끼는 활동은 중지시킨다. 환자의 취미활동은 임무를 정확히 완수해야 할 필요성이 없으므로 '나도 해냈다' 라는 성취감을 맛 볼 수 있는 정도의 내용으로 여유를 갖고 하도록 한다.

위험한 활동을 못하게 하면 환자가 화를 내고 고집을 피우기도 하므로 인내를 갖고 환자에게 간병인의 진심을 확인시키도록 노력한다. 취미와 오락활동은 기본적으로 환자와 간병인 모두에게 기분 좋은 활동이 되어야 한다.

치매환자에게 적합한 취미활동과 유의해야 할 사항

- 사진스크랩

  위험하거나 유해한 물질은 없앤다. 사진을 오려 백지에 붙이는 것은 치매환자에게 적당한 활동이다. 낡은 사진첩이나 잡지책에서 계절별, 사건별, 사람별, 음식별 등으로 사진을 창작하여 구성해 보도록 한다. 작은 동전이나 단추를 입에 넣지 않는지 주의하고 바늘, 가위, 풀 등을 잘 감시한다.

• 동물인형 만들기

재봉틀이나 바늘을 사용하지 않는다. 헝겊이나 솜 등으로 속을 채운 동물인형을 만들어 본다. 이때 바늘을 사용하는 대신 실이나 가는 헝겊으로 끝을 묶어 마무리하도록 한다.

• 화초재배

쇠로 된 연장보다는 플라스틱으로 만든 연장을 사용한다. 안 쓰는 어항이나 투명한 플라스틱 큰 그릇에 흙을 채우고 화초를 재배한다. 혹은 상자에다 흙을 담아 방울토마토나 허브를 재배하며 부엌에 두고 보는 것도 좋다. 냄새를 맡거나 과일을 따면서 환자와 이야기를 할 수도 있고, 자라는 모습을 보면서 환자가 성취감을 느끼게 된다. 가급적이면 씨를 뿌리면 잘 자라는, 까다롭지 않은 종류를 선택하여 실패를 미연에 방지한다.

• 독서

평소 독서를 즐기던 사람이라면 활자가 크게 된 책으로 길지 않은 단편소설이나 시 혹은 녹음되어 있는 이야기를 읽거나 듣도록 한다. 장편소설이나 긴 기사는 환자의 집중력이 떨어져 읽기 어려우므로 피한다.

• 영화감상

평소 영화를 즐기던 사람은 극장에 가는 대신 비디오 테이프를 빌려서 보도록 한다.

• 우표, 골동품, 동전 등 수집취미

평소 이러한 수집취미를 가지고 있던 사람은 돌아다니면서 수집할 수는 없으나 이에 대한 관심은 지속되므로 관련된 책자나 잡지를 구해서 읽도록 한다.

• 음악활동

다른 취미활동과는 달리 음악은 장시간 주의력을 요구하지 않으며 안전하고 실패가 없고 이해가 쉬운 활동이다. 또 음악은 과거의 즐거웠던 시절을 회상시키는 유용한 재료가 될 수 있다. 환자들은 대부분 음악을 들으면 기분이 좋아지고 여유를 갖게 된다.

흘러간 옛 유행가나 클래식 음악 혹은 종교 음악 등이 치매환자에게 적합하다. 시끄러운 록음악은 혼란함을 불러일으키므로 삼가한다. 본인이 좋아하는 노래를 틀어주고 따라 부르도록 하는 것도 좋은 방법이다.

• 요리하기

여성은 일생동안 음식을 많이 해보았으므로 음식을 하면서 맛보고, 냄새 맡는 것이 기억을 자극하는 좋은 수단이 된다. 요리의 전 과정을 짧게 나누어 각 단계마다 지시하고, 빨리 끝내도록 한다.

요리를 시작하기 전에 날카로운 칼이나 위험한 도구는 치우며 환자는 가스레인지를 쓰지 못하도록 한다. 환자의 주의력이 산만하므로 이를 고려하여 일을 진행한다.

제3부

치매의 숨은 희생자, 간병인

나만이 할 수 있다는 생각을 버리라.
50%는 전문가(의사·간호사·물리치료사)에게
맡기고 하나씩 배우며
나와 환자의 좀 더 나은 생활환경에
초점을 맞추라.

10. 간병인의 역할과 적응

치매환자를 위해 간병인이 된다는 것은 힘들고 때때로 가슴 죄는 일이다. 이 병이 3년에서 길게는 20년까지 지속되므로 언제까지 간병을 해야 할 지는 아무도 알 수 없다. 기간이 얼마이든 간병을 한다는 것은 엄청난 시간적 희생을 요구하며 의지를 점점 무너트리고 감정적으로도 피폐하게 만든다.

환자의 증세가 심해지면 배회, 망상 등에 시달리게 되기 때문에 간병인도 잠을 제대로 잘 수 없고, 대·소변처리, 목욕, 식사 등 환자의 일상을 전적으로 책임지면서 육체적인 피로와 고통, 때로는 심한 정신적 스트레스에 시달리게 된다.

간병인은 끊임없이 환자와 상대해야 하기 때문에 휴식을 취할 여유가 없고 일반 사람들이 하는 사회생활도 대부분 희생해야 한다. 치매환자의 증세가 심해지면서 자신만의 생활은 점차적으로 포기할 수밖에 없게 된다.

우리나라에는 아직 치매환자를 전문적으로 돌보는 병원이나 복지지원체계가 매우 미흡하다. 몇몇 병원에서 부분적으로 시도하고는 있으나 치매에 대한 구체적인 치료 체계도 없으며, 경제적으로도 엄청난 비용을 요한다.

이러한 현실 속에서 치매환자를 간병하는 일은 결국 가족, 특히 배우자나 직계자녀에게 돌아온다. 경제적 여유가 있는 경우 유급 간병인을 고용하기도 하지만 이 경우에도 가족의 관여가 필수적이다.

치매환자의 간병인이 되는 것은 본인이 선택한 결과이기보다 상황에 밀려 떠맡게 되는 경우가 많다. 환자와 함께 살고 있지 않는 자녀들이나 친지들이 환자를 간병하는 가족들과 어떻게 책임을 분담할지 합리적으로 상의하여 결정해야 한다. 또한 의사나 물리치료사와 같은 전문가의 도움을 구하고 보험문제라든가, 기타 서비스 정보도 수집해야 한다. 간병으로 인한 부담뿐만 아니라 병이 진행됨에 따라서 병원을 출입하면서 지출하는 병원비 또한 큰 부담으로 다가온다.

간병인은 환자의 상태가 나빠짐에 따라 '정말 더 이상 못하겠다'는 생각과 함께 환자와 함께 하기 힘들다는 생각에 죄의식을 느낀다. 이럴 때에는 떨어져 사는 형제들에게 간병인 자신의 상태를 알리고 잠시라도 휴식의 시간을 갖기 위해 간병을 부분적으로 분담하자고 도움을 청하는 것이 좋다.

간병인도 때때로 환자를 돌본다는 책임으로부터 벗어나 교회도 가고, 영화도 보고, 사람들도 만나는 자신만의 활동을 통해 삶을 재충전해야 한다. 물론 환자가 간병인에게 전적으로 의지하는 상황에서 잠시라도 환자를 떠난다고 생각하는 것은 간병인에게도 쉽지는 않을 것이다. 그러나 간병인이 자신의 신체적 및 정신적 건강을 유지하는 것은 환자를 위해서도 꼭 필요한 일이므로 소홀히 해서는 안 된다. 모든 간병인은 주위 사람들로부터 도움을 받을 권리가 있다. 아무도 혼자서 짐을 질 수는 없다는 점을 명심하고 주위로부터 도움을 청하는데 주저하지 말아야 한다.

치매환자가 아무리 간병인이 가장 사랑하는 사람이라 할지라도 때때로 참을성을 잃고 화를 내며, 무능력과 좌절감을 느끼는 것은 지극히 당연한 일이다. 따라서 이와 같은 일 때문에 자신을 비난해서는 안 된다. 치매환자를 간호한다는 것은 굳은 의지와 용기, 인내 및 불굴의 정신을 요구한다.

치매환자 못지 않게 간병인 또한 이 병의 희생자이다. 이들은 공통적으로 충격, 부정, 공포, 우울증, 분노, 무력함을 느낀다. 이런 느낌을 받아들이고 극복하여 이런 어려움이 일상생활을 성공적으로 이행해 나가는데 새로운 도전으로 승화되도록 만들어야 한다.

치매환자의 간병인으로서 필수적인 사항

- 체계적으로 준비를 해야 한다.
  치매에 대한 지식은 물론, 경제적인 문제나 법적인 문제 등 환자를 돌보는데 필요한 구체적인 사항들을 체계적으로 준비하고 관리해야 한다.
- 체력적인 끈기가 있어야 한다.
  때로는 치매환자를 들어서 움직여야 하며, 환자의 일상을 옆에서 항시 관리하면서 수면과 식사도 제대로 하지 못하는 경우가 많으므로 체력은 간병인의 필수적인 자질이다.
- 정신적인 끈기가 있어야 한다.
  치매환자의 감정 변화에 대응하기 위해서는 물론 간병인 본인 및 주위 사람들의 감정까지 다루기 위해서는 정신적으로 성숙하고 끈기있는 자세가 필수적이다. 치매환자의 감정을 잘 다스리기 위해서 때로 환자의 감정을 따스하게 위로할 필요도 있으나 때로는 일정한 거리를 두면서 조정해야 하므로 간병인은 타인의 감정을 다스리는데 능숙할 필요가 있다.
- 계속 반복되며 지루하고 때때로 혐오스러운 일을 처리할 수 있는 강인함이 필요하다.
  치매 초기에는 조금씩 쇠퇴해 가는 기억력과 의사소통을 돕는 일을, 중기와 말기에는 환자의 식생활과 개인적 위생을 돕는 일을 하게 되는데 이러한 일은 모두 하기 싫고 어려운 일이다.
- 자신의 생활을 관리하고 건강을 유지하며 죽음에 대해 평안한 마음을 가지는 자세가 요구된다.

치매는 간병인에게도 많은 도전을 요구한다. 현재는 치매에 대한 치료방법이 없으므로 아무리 간병을 열심히 한다고 하여도 환자는 결국 조만간 죽음에 이른다는 사실을 받아들여야 한다. 간병인은 환자가 가능하면 편안하고 풍요롭게 남은 여생을 지내도록 도우며 동시에 자신의 인생도 가능한 한 즐겁고 의미 있게 이끌어야 한다.

간병인의 일을 병세의 진전에 따라 구분해보면 다음과 같다.

병세에 따른 간병인의 할 일

- 초기단계

환자가 약간의 치매 증세를 보이기 시작할 때 간병인의 주된 임무는 기억력과 의사소통의 퇴보를 도우며, 환자가 요구하는 부분을 채워주고 환자의 상태변화를 관찰하는 일이다. 또한 환자를 도와서 의사를 규칙적으로 방문하고 장기적인 재정 계획을 세우는 일도 중요하다.

- 중기단계

환자의 두뇌능력이 손상되는 정도에 맞추어 환자의 주거환경을 안전하고 편안하게 꾸며 놓는다. 환자에게 투여되는 모든 약의 복용량과 시간을 감독하고 환자의 성격변화, 위생건강 등 환자에 대한 보호관리활동에 착수한다. 이 단계에서는 환자를 위하여 법적·재정적 결정에 적극 관여한다.

- 말기단계

환자는 더 이상 자신을 표현하거나 독자적으로 일상을 영위하는 것이 불가능하므로 간병인은 환자를 위해 모든 것을 다 대신해주어야 한다. 환자의 일상생활을 책임지는 것은 물론, 환자가 필요로 할 때 옆에 있어주고 사후를 대비하여 계획하고 준비하는 것도 간병인의 일이다.

▪ 재정적 · 법률적 도움

치매라고 진단을 받은 후 재정적·법률적 문제가 당장 떠오르지는 않을지 모르나 이는 치매간병의 준비에서 가장 먼저 챙겨야 할 일이다. 환자의 정신적 기능이 남아 있을 때 이러한 문제들을 환자와 상의하면서 책임을 분담하는 것이 좋다.

병세가 깊어지고 나서 간병인이나 주위 사람들이 환자가 이렇게 하기를 원했으리라고 추측하여 행하는 것보다 환자 본인의 의견을 직접 듣고 상의하여 두고서 실행한다면 이러한 문제로 인한 정신적 부담을 상당히 덜 수 있다.

환자의 병세가 악화되면 재정적 및 법적 결정을 할 수 없게 되므로 환자의 유언이나 위임장, 후견인 등의 관련 서류를 환자의 의사능력이 남아 있을 때 조치한다. 그러나 이러한 문제는 죽음을 앞두고 내리는 매우 중대한 결정이므로 마지막 순간에 환자의 심경변화로 바뀔 수도 있으므로 환자에게 결정 내리기를 강요해서는 안 된다.

치매의 초기단계가 다 지나도록 이러한 서류를 작성하지 못했다면 의사의 진단과 검사를 통해 의식이 투명하다고 판단될 때를 택하여 조치할 수도 있다. 치매 초기에는 환자가 충분한 시간과 의사능력을 갖고 결정을 할 수 있으나, 중기 이후에 정신적인 판단이 혼미해진 때에는 간병인의 의사가 반영될 가능성이 높아 관련서류의 구체적인 내용을 둘러싸고 여타 가족원들과 불필요한 갈등이 생기기 쉽다.

이러한 갈등의 가능성을 환자에게 설명하여 의사능력이 남아있는 때 환자가 원하는 대로 결정을 하고 나중에 다시 수정하는 방식으로 하도록 환자에게 설득한다. 사후의 장례 방식까지 포함하여 앞으로 병이 진전함에 따라 발생할 중요한 일들을 미리 계획하고 환자의 의사가 반영될 수 있도록 한다.

치매환자들은 판단력이 흐려짐에 따라 알지도 못하는 사람에게 많은 돈을 주는 경우가 종종 발생한다. 예컨대 사이비 종교단체에서 매일 기도를 드려준다고 약속하거나 혹은 병을 낫게 해준다고 하는 사기에 쉽게 넘어간다. 또한 불필요한 물건을 엄청나게 사들이거나 필요없이 장시간 시외전화나 국제전화를 하여 많은 돈을 사용하기도 한다.

이러한 판단력의 손상으로 인한 재정적 손실을 예방하기 위하여 신용카드 사용을 금하고 간병인이 어느 정도 환자의 지출을 관리하는 것이 필요하다. 환자의 재산이 많다면 환자의 돈을 생존해 있는 동안, 그리고 사후에 어떤 방식으로 뜻있게 사용할지를 환자의 의식이 투명할 때 변호사와 함께 상의한다.

■ 가족 간병인의 적응과정

치매가 전개됨에 따라 가족 간병인들은 공통된 적응과정을 겪게 된다. 이는 물론 상황에 따라 조금씩 다르며 반드시 순차적으로 경험하는 것은 아니지만 대체로 다음과 같은 단계를 따른다. 이러한 각 단계에 머무는 시간은 사람에 따라 다르다.

① 제 1단계 : 충격과 공포

치매라고 진단 받은 환자의 가족들은 '내가 꿈을 꾸고 있는 것은 아닌지', '우리에게 어떻게 이런 일이 일어날 수 있는지'라고 생각하며 사실을 부정하고, 마비상태, 무력한 느낌, 충격과 공포 등의 감정을 공통적으로 경험한다. 미래에 대한 두려움 및 환자의 정신적 황폐에 대한 공포를 극복하기 위하여 친척과 친구, 기타 주변 사람들의 지원이 필수적이다.

② 제 2단계 : 부정의 문제

어려운 일이 발생한 사실 자체를 부정하는 것은 가장 대표적인 자기방어방법이다. '의사가 뭐라고 해도 우리 어머니는 보기에 아무렇지도 않고 기분도 좋은데… 가끔씩 잊어버리곤 하지만 나도 그런데…'하고 생각하며 진실을 회피하려 한다. 아무 것도 잘못된 것이 없다고 믿고 싶어한다.

부정의 정도가 지나치면 병세의 진전에 적절히 대응하지 못하며, 초기에 처리해야 할 일들을 제때에 하지 못함으로써 나중에 더 큰 어려움에 부딪칠 수 있다. 지나친 부정은 외부로부터 도움을 받아들이려는 행동을 막기 때문에 자기 파괴적인 결과를 초래한다. 또한 그릇된 희망을 갖게 되어 더 큰 좌절을 겪게 된다. 치매로 인한 정신적 충격에 대처하는데 시간이 필요하겠지만 빠른 시일 내 사실을 받아들이고 미래를 준비하는데 눈을 돌려야 한다.

③ 제 3단계 : 과잉참여, 분노, 죄의식, 우울증

치매환자가 병에 걸린 것에 대하여 보상하려는 심정으로 가족들이 간병에 과잉참여하면서 지나친 희생을 하게 된다. 배우자가 간병인일 경우 환자에게 지나치게 매달림으로써 본인의 건강이 악화되어 나머지 가족들에게 더 큰 문제를 발생시키기도 한다. 시간이 지나면서 가족들과 간병인의 희생이 환자의 병세를 개선하는데 별다른 도움을 주지 못한다는 사실을 깨닫고 분노하기도 한다.

가족들은 자신의 감정을 자제하지 못하고 환자에게 폭언이나 학대를 하며, 이에 따른 죄의식으로 희생을 반복하고 또다시 분노가 폭발하는 악순환을 경험한다. 환자와 가까운 가족 모두 환자가 치료될 수 없는 병에 걸린 것을 알고 '과거에 좀 더 잘 해주었더라면' 하는 죄의식을 느낀다.

분노와 죄의식이 합쳐지면 심각한 우울증으로 발전한다. '우리 인생은 다 망했어. 아무 것도 전과 같아질 수는 없어' 라고 생각하면서 간병인은 치매를 받아들임과 함께 우울증에 걸리게 된다. 어떤 사람은 자신이 처한 피할 수 없고, 추락해 가는 삶보다 죽는 것이 낫겠다고 생각한다. 이러한 반응은 아주 정상적인 감정의 발로로 치매를 비통해 하는 한 과정으로 해석된다.

④ 제 4단계 : 포기하고 앞으로의 행동을 계획한다.

가족들은 '좀 더 일찍 진단을 받아 보았더라면' 혹은 '환자가 건강했을 때 좀 더 시간을 같이 보낼걸' 하고 후회하기도 하나 결국 이러한 생각에서 벗어나 앞날에 필요한 준비에 착수하게 된다. 이렇게 되기까지는 참으로 어려운 감정의 굴곡을 거치며 많은 시간을 요한다. 치매와 간병에 대한 지식을 습득하고 실질적으로 앞날을 계획하게 된다. 환자나 간병인 모두 더 이상 어떻게 할 수 없다는 점을 인식하고 병의 진전에 대한 실제적 대응으로 관심을 이전하게 된다. 경제적 상황과 일상생활 및 건강관리 계획과 병의 진전을 따라 환자와 간병인 모두 편안하게 적응할 수 있는 방도를 강구한다.

⑤ 제 5단계 : 실질적으로 대처하기

치매환자 및 가족들에게서 감정적인 격동의 시기는 끝나고 효과적으로 대처할 수 있는 방도를 찾고 실행한다. 환자의 변화되는 상황에 대하여 객관적으로 인식하며 간병인의 역할을 조정하게 되는 과정이다. 본격적으로 치매간병에 착수하며 주변의 가용자원을 효과적으로 활용하려고 노력하게 된다.

■ 치매 전개에 따른 간병인의 변화

일반적으로 치매질환은 평균 8년간 지속되는 것으로 조사되고 있는데, 개인간의 차이가 매우 커서 짧게는 3년, 길게는 20년 이상 지속된다고 한다. 이 기간동안 치매환자는 물론 간병인들도 육체적, 정신적으로 소모되며 사회관계의 변화를 가져온다. 다음에서는 치매환자의 변화와 더불어 간병인이 겪게 되는 변화를 간단히 정리해본다.

① 인격 변화와 사회관계 변화

치매와 함께 개인인격과 관계되는 행동의 변화를 보인다. 치매환자는 경우에 어긋나는 행위를 하며 공격적이 된다. 치매진단을 받은 후에 친척 및 친구관계에 많은 변화를 경험하며 이는 간병인에게도 심한 스트레스로 다가온다.

성인자녀는 치매에 걸린 부모에 대하여 이제는 부모로서의 역할을 해야 하며, 부부관계에서도 배우자로부터 부모로서의 역할로 이전한다. 이러한 모든 변화들은 치매환자는 물론 주위 가족들에게도 적응하기 힘든 과정이다. 간병인은 시간과 에너지의 제약으로 인해 간병과 직접적으로 관계되지 않는 사회관계를 제한하게 된다.

② 육체적, 정신적 과로

치매환자의 요구에 적절히 대응하기 위해서는 육체적 및 정신적으로 큰 희생이 요구된다. 병의 진전에 따라서 발생하는 새로운 요구들은 간병인의 시간과 에너지를 갈수록 더 필요로 한다. 이러한 압력을 덜기 위해서는 간병인의 감퇴되지 않도록 자신을 관리하기 위해 최선의 노력을 다하여야 한다.

간병하는 틈틈이 휴식시간을 확보하고 재충전 할 수 있도록 자신을 관리하는 것이 중요하다. 간병인이 육체적 및 정신적으로 지쳐버리면 환자 및 주위사람 모두에게 도움이 되지 않기 때문이다.

③ 간병인의 감정변화

간병인은 치매의 또 다른 희생자이다. 간병하는 동안 육체적인 피로, 불면증, 혹은 육체적인 외상을 경험하며 긴장, 분노, 죄의식, 불안, 우울증, 무력감, 공포 등 정신적 어려움에 처한다. 특히 치매 말기에 환자가 사망하기 직전 몇 년 동안에는 깊은 슬픔을 느낀다. 간병인은 자신의 감정이 치매의 진전과 함께 바뀌는 것을 인식하게 된다.

치매를 받아들이는 것은 어렵고 힘든 앞날을 받아들임을 의미한다. 초기단계의 부정에서부터 치매를 받아들이기까지 정신적으로 많은 어려움을 겪는다. 이 때 외부로부터 도움을 청하는데 주저하면 어려움은 더욱 깊어질 것이다. 따라서 간병인의 감정을 주위 사람들에게 알리고 도움을 청하는 것이 환자에게도 유익하다. 치매 혹은 노인문제와 관련된 전문가의 조언을 구하며, 치매가족모임에 참가하여 서로 공감하면서 정보를 교환하는 것이 좋다.

④ 자녀들의 감정변화

어린 자녀들은 자신들도 이 병에 걸릴지 모른다는 두려움을 갖는다. 그들에게 치매는 전염병이 아니라고 설명해 주어야 한다. 자녀들이 부모의 병에 어떻게 반응하는가는 연령에 따라 차이가 크다. 자녀들은 부모 혹은 조부모의 병에 대하여 분노하고 가족으로부터 탈퇴하려 하며 자신의 친구들로부터 멀어지기도 한다.

어린 자녀들의 경우 자신들 때문에 부모가 병에 걸렸다고 믿기도 한다. 또한 부모 중 남은 한 명도 이 병에 걸릴 것이라는 두려움에 휩싸이기도 한다.

부모 혹은 조부모가 병에 걸리면서 자녀들이 집안에서 담당하는 역할도 바뀐다. 과거에 부모가 하던 집안 일이나 동생을 돌보는 책임을 떠맡는다. 또한 환자를 간병하는데 자녀의 도움을 필요로 하기도 한다.

특히 목욕이나 대·소변을 받아내는데 자녀의 도움을 필요로 할 경우 이들은 당혹스럽게 받아들인다. 이 경우 자녀와 대화시간을 갖고 병에 대해 자세히 설명하면서 자녀의 감정을 존중해 주어야 한다.

자녀들이 느끼는 불안이나 슬픔, 죄의식, 혼란 등의 정서적 어려움을 혼자서 해결하도록 내버려두지 말고 다른 가족구성원들과 함께 대화하면서 감정을 서로 조절해 나가도록 유도한다.

자녀로서는 과거보다 더 많은 집안의 책임을 떠맡게 되며 학교나 기타 외부의 활동도 계속해야 하는 이중부담을 안게 된다. 환자가 있는 집을 방문한 친구들이 당황하기도 하는데 자녀의 친구들에게 병에 대한 사항을 개략적으로 설명해 주고 이해를 구한다.

11. 의학치료에서 차지하는 간병인의 역할

치매환자는 병이 진전됨에 따라 만성질환에 더욱 취약해진다. 면역조직의 파손, 영양 부족, 위생 문제 등으로 인하여 질병에 대한 저항력이 약해지기 때문이다. 치매가 진행되는 동안에도 이미 지니고 있던 고혈압이나 당뇨병은 치료를 계속해야 한다.

앞에서 말했듯이 치매를 치료하고 예방할 수 있는 치료제는 현재 개발되지 않았다. 우울증이나 환각증세, 불면증, 배회 등을 치료하기 위해 약을 처방할 수는 있겠지만, 때로는 이러한 약들이 환자의 불안증세와 근육조절문제, 변비 등 원치않는 부작용 등을 유발할 수도 있다.

의사의 선택

치매는 오랜기간 간병을 요하므로 솔직하고 바른 정보를 제공할 수 있는 의사를 선택하는 것이 중요하다. 정해진 의사가 지속적으로 환자를 돌보면서 환자의 의학적 문제를 관리하는 것이 중요하며, 간병인의 질문과 의견에 성의있게 대해 줄 수 있는 사람이어야 한다.

치매가 진전되기 이전부터 환자의 병력과 가족내력을 잘 아는 내과의사나 일반 진료의사가 가장 좋다. 간병인과 환자는 마음을 편하게 해 줄 수 있는 의사를 선택할 권리가 있다.

간병인은 이를 위하여 한 명 이상의 의사와 만나 자신의 요구와 기대를 솔직히 이야기해 본다. 친지나 친구, 또는 다른 전문인들이 추천하는 의사를 찾아가 보는 것도 좋다. 같은 경험을 겪고 있는 다른 간병인의 조언을 참조하는 것도 도움이 된다.

좋은 약사는 약 복용시 발생할 수 있는 부작용과 사용하고 있는 다른 약과의 상호작용, 약의 용량과 복용횟수, 복용방법 등을 상세히 알려 주는 사람이다. 의사와 마찬가지로 약사는 간병인의 의문과 관심에 기꺼이 응답해주고 배려해 주어야 한다. 간병인은 약사에게서 전문적인 지식과 조언을 받고 의약품에 관하여 여러 가지를 의논해 볼 수 있다.

의사와 약사 외에도 치매간병에서 간호사와 사회복지사의 역할 또한 중요하다. 의사와 약사의 경험과 지식에 더하여 함께 일하는 능숙한 간호사는 간병인이 쉽게 연락하고 자문 받을 수 있는 중요한 자원이다.

경험이 많은 간호사는 치매환자를 돌보는데 필요한 일들, 즉 목욕시키기, 식사하기, 휠체어 사용법, 기타 간병에 관한 자세한 지침을 줄 수 있다.

사회복지사는 간병인과 가족들에게 도움이 되는 가용한 수단들에 대한 상담과 함께 환자를 둘러싸고 일어나는 가족 간의 이견을 조정해 줄 수 있는 사람이다.

■ 의학적 문제와 처치방법

치매환자는 의사소통의 어려움 때문에 자신의 느낌을 전달할 수 없을 수도 있으므로, 간병인은 환자에게 의약품으로 인한 부작용이 있는지, 행동 변화가 있는지 등 나타나는 증상을 주시하며 의사에게 보고해야 할 책임이 있다.

한 가지 종류의 약만을 복용한다면 문제는 없지만, 여러 종류의 약을 함께 사용해야 할 경우 심각한 상호작용을 유발할 수 있다. 특히 의사로부터 처방 받은 약과 그렇지 않은 약을 섞어서 복용할 경우 약들간의 상호작용으로 인한 위험이 높다.

간병인은 문제가 발생했을 때 이것이 약의 부작용 때문인지 혹은 치매증상의 일종인지를 구별하기가 어렵다. 따라서 간병인은 의사와 약사의 지시사항을 충실히 따라 환자가 정확한 약을 올바른 방법으로 복용하도록 관리해야 한다.

환자의 약 복용에서 간병인이 유의해야 할 사항

- 어떠한 부작용을 일으킬 수 있는지.
- 약은 하루 중 몇 시에, 그리고 얼마나 오랜 기간을 복용해야 하는지.
- 약은 음식과 함께 복용해야 하는지, 식전인지 식후인지, 혹은 공복 중에 복용해야 하는지.
- 이 약을 복용하는 동안 피해야 할 음식이 있다면 어떤 것인지.
- 이 약을 다른 형태로 바꾸어 복용해도 되는지. (예를 들어 삼키기 힘든 환자에게 큰 알약을 가루로 만들어 부드러운 음식에 섞어 주거나, 알약 대신 물약도 가능한지)

- 이 약을 복용하는 동안 피해야 할 운동이 있는지.
- 환자가 다른 약들을 복용하고 있다면 다른 약과 어떤 상호작용이 일어나는지.

환자가 몇 가지 다른 종류의 약들을 복용할 경우, 정확한 약, 정확한 양, 정확한 시간관리가 필요하다. 도표를 만들어 벽에 붙여두고 아침, 점심, 저녁, 취침 때 복용할 약을 색으로 구분해두면 관리하기 용이하며 정확성을 높일 수 있다. 변동 사항을 쉽게 고칠 수 있도록 메모판을 이용하는 것도 좋다.

메모판에 쓸 내용은 다음과 같다.

- 약품명
- 처방한 의사의 이름
- 복용하기 시작한 날
- 복용시간과 방법
- 재 구입(리필) 가능성
- 약의 색깔과 모양(예를 들면, 흰 네모난 알약, 노란 캡슐 약)

치매환자의 증세를 치료하는데 의약품도 중요하지만, 생활습관도 매우 중요하다. 약을 사용하기 전에 가능한 한 생활습관을 바꾸는 것이 좋다. 약을 복용할 때도 생활습관이 효과적으로 바뀐다면 치료효과가 더 높아질 것이다. 예를 들어 올바른 영양식사, 규칙적인 운동, 금연 등이 저혈압과 위장 문제에 도움이 된다. 꼭 필요한 약만 복용하도록 제한한다. 명상 등의 비약물적 방법 또한 과도한 스트레스와 우울증, 긴장, 불안 등을 줄이는데 도움이 된다.

다음에서는 일반적으로 대수롭지 않게 소홀히 넘어가기 쉬우나 치매환자에게 흔히 발생하는 증상인 통증, 욕창, 부종, 불면증, 시력문제, 청력문제, 입원, 요실금과 변비 등에 대해서 이들 증상의 특징과 간병인이 할 수 있는 처치방법을 간단히 살펴본다.

통 증

치매환자는 작은 것에도 아픔을 느낄 수 있다. 예를 들어, 신이 작다든지, 옷이 살에 닿아 따갑거나, 틀니가 잘 맞지 않는다든지, 끼고 있는 반지가 너무 꽉 끼어 불편하다든지 하는 조그만 것에도 신경을 써야 한다. 이런 사소한 것만 아니라 치매환자는 뼈가 부러져도 뇌 손상으로 인하여 고통을 알지 못하거나, 의사소통의 문제로 말하지 못하는 경우가 있다.

아픔의 정도가 심해지면, 난폭해져 소리를 지르고, 신음하고, 몸의 일부를 붙잡고 울기도 한다. 환자가 어디가 아픈지 말하지 못하면 간병인은 이러한 환자의 행동의 원인을 알아 낼 수 없으므로 의사와 상의한다.

환자의 발은 신발이나 덧신, 이불로 가려서 소홀해지기 쉽다. 발은 항상 건조해야 하므로 수분을 잘 흡수하는 면양말을 신기고, 하루에 한시간 정도 맨발로 다니도록 한다. 팬티스타킹이나 몸에 달라붙는 양말은 피한다.

손이나 발 속으로 파고 들어가는 손톱이나 발톱이 살 속으로 파고들어 갈 경우 매우 아프며 감염되기 쉬우므로 손톱 발톱은 짧고 깨끗이 한다.

어떤 간병인은 환자가 며칠간 양말 벗기를 거부하여 발이 차가워서인가 보다 하고 생각하여 양말을 벗기지 않았다. 며칠 후 환자를 목욕시키다가 엄지발가락이 까맣게 되고 부어 오른 것을 발견했다. 의사에게 보이니 엄지발가락이 부러졌음이 확인되었다. 환자가 말을 하지 못하여 이렇게 된 것이다.

치매란 그 자체로 아파서 괴로운 질병은 아니다. 환자가 치매와 관계된 어떤 다른 계기로 아픈 상태를 경험하게 된다. 예컨대 뜨거운 물을 틀어 손이 데거나 가구에 부딪쳐 발을 다친다. 치매환자에게는 아픔보다 다쳤다는 두려움이 더 클지도 모른다.

치매가 진전함에 따라 뜨겁고 차가운 것을 구별을 할 수 없게 되며, 환자 자신이 아픈 것을 이야기 할 수 없고, 또한 통증을 느끼는 감각 자체도 감소한다. 따라서 간병인은 환자의 갑작스런 행동을 주의깊게 살펴볼 필요가 있다.

신체에 이상이 발견되면 즉시 의사에게 가서 진단을 받고, 통증을 덜어주는 약을 복용하도록 한다. 이 때에 다른 복용약과의 상호작용으로 인한 부작용을 확인하는 지혜가 필요하다.

■ 욕 창

욕창은 누워서 지내거나 휠체어 같은 고정된 곳에 오래 있는 사람의 피부에 발생하는 종기다. 쓰리고 아픈 피부는 분홍빛이거나 빨개지고, 만져 보면 약간의 열이 있다. 욕창은 빨갛게 시작되어 종기 언저리 피부가 터지기 직전에 보라색으로 되다가 숙폐(宿弊)로 발전하여 커진다. 욕창에 감염되어 상처가 아무는 데까지는 상당한 시간이 걸린다. 욕창 발생의 부위를 보면 휠체어를 탄 사람은 발목과 발뒤꿈치, 무릎 뒤, 넓적 다리, 팔꿈치와 허리 중간부터 밑으로 욕창을 일으키기 쉽다. 누워서 지내는 사람은 발꿈치, 종아리, 팔꿈치, 엉덩이, 어깨쭉지, 뒷머리, 귀 등에 욕창이 발생한다. 욕창에 감염되었을 때 반드시 의사의 적절한 처치가 필요하다.

욕창을 막으려면 다음 사항을 유의한다.

- 적어도 두 시간마다 침대에서의 위치를 바꾸어 준다.
  바로 눕는 사람은 이때 옆으로 눕게 한다든지, 앉을 수 있는 환자는 앉아 있게 해본다.
  반신불수나 엉덩이뼈가 부러진 환자는 물리치료사나 간호사로부터 신체적 문제가 있는 환자를 다루는 방법을 배운다.
- 환자가 대소변의 조절능력을 잃었다면 환자의 위생상태가 항시 깨끗하고 건조하도록 주의한다.
- 피부를 상하게 하는 옷감을 피한다.
- 욕창을 발견한 즉시 더 악화되지 않도록 의사와 상의한다.
- 혈액순환을 위해 욕창 주변을 살살 문질러 준다.

부종(浮腫)

부종은 활동부족, 콩팥 혹은 방광장애, 당뇨 등의 원인으로 혈액순환이 좋지 않아 발과 다리, 기타 몸의 일부분이 부어 오르는 상태를 말한다.

침대나 휠체어에서 대부분의 시간을 보내는 치매 환자에게서 흔히 볼 수 있는 증상이다. 일반적으로 이러한 증상에는 이뇨제가 처방된다. 이뇨제는 몸 안에 남아있는 소변을 배출시키는 작용을 하는데 여러 가지 부작용이 발생할 수 있다.

이뇨제의 부작용으로는 혈압을 떨어뜨리고, 햇볕에 비정상적으로 민감하게 되어 잠깐만 노출해도 발진이 생기며, 메스꺼움, 구토, 두통, 어지럼증, 심지어는 졸도까지 하게 된다. 다리 경련과 탈수, 전해질 액체 불균형, 혈당증가 등의 부작용도 있으므로 복용에 유의한다.

■ 불면증

불면증에는 여러 가지 원인이 있다. 치매환자의 경우에 불면증은 수면을 조절하는 뇌 영역의 손상으로 발생하거나, 혹은 환자를 괴롭히는 꿈 때문에 수시로 깨면서 잠을 이루지 못하게 된다. 무엇보다 불면증의 원인을 찾는 것이 중요하다.

환자의 불면증은 간병인이 밤에도 낮에도 제대로 잠을 잘 수 없도록 하여 간병의 질을 떨어뜨린다. 치매환자에게 수면제를 복용토록 하면 혼란에 빠지거나 불안증세를 일으킬 수 있다.

치매환자의 불면증의 원인

- 환자가 복용하고 있는 약의 부작용으로 나타날 수 있다.

예컨대 부종을 치료하는 이뇨제가 수면을 방해하기도 한다.

- 당뇨병, 알코올 중독, 심장병, 요로(尿路) 감염, 그리고 궤양 등이 모두 불면증의 원인이다.
- 관절염이나 다리 경련, 호흡기 장애 등으로 인한 고통 때문일 수 있다.
- 새벽에 습관적으로 깨는 사람은 우울증이 원인일 수 있다.
- 화장실에 가려고 한밤중에 일어나 걷는 것도 잠을 방해하는 원인이 된다.

  한밤중에 일어나 화장실 찾다가 혼돈을 일으켜 환자자신을 두렵게 만들 수 있으니 취침 전에 화장실에 가도록 한다.
- 카페인이 든 음료를 낮에 먹으면 잠을 방해할 수 있다.
- 배가 고프기 때문에 잠을 이루지 못할 수도 있다. 취침 전 간단한 간식을 먹도록 하되, 열량이 적고 칼슘이 든 따뜻한 저

지방 우유나, 요구르트 또는 따뜻한 차가 좋다.

다음은 불면증이 있을 때 취할 수 있는 방법들이다.

- 따뜻한 우유를 만들어 주고 잔잔한 음악을 듣게 한다.
- 환자의 낮 생활동안 충분한 육체적 활동을 갖도록 한다.
  저녁식사 전에 산책을 하거나, 잠들기 전에 팔, 다리 운동을 하도록 한다.
- 침대와 침실을 편안하게 꾸민다.
  침대 옆에 조용한 음악을 틀어 주거나 실내온도가 적당히 따뜻한지, 분위기가 온화한지 살펴본다.
- 취침시간과 기상시간을 가능하면 일정하게 한다.

■ 시력 문제

치매환자는 노령에 따른 정상적인 시력감퇴에 더하여 백내장을 포함한 다른 여러 가지 어려움을 겪게 된다. 치매환자는 깊이를 지각하지 못하고, 유사한 색을 구별하는데 어려움이 있을 수 있다. 안과의사와 상의하여 원시와 근시를 동시에 교정할 수 있는 안경을 사용하도록 한다. 환자의 혼돈을 줄이기 위해서 벽과 방바닥의 색깔을 뚜렷이 구별되도록 바꾼다.

한편 환자에게 시력문제가 있는 경우, 인지(認知)불능 장애가 있는지를 확인할 필요가 있다. 인지불능 증세가 있는 사람은 시력은 좋지만, 뇌에서 환자가 보는 것을 적절히 처리하지 못하므로 시력장애와 유사한 증세를 보인다.

예를 들어 남편이 옆에 있어도 찾으며 '당신은 내 남편이 아니다'라고 할 경우, 그녀가 보고 있는 사람과 머리 속에서 생각하는 사람을 관련질 수 없기 때문에 그럴 수도 있다. 안과의사에게 검진을 받아 시력의 문제가 없다면 시력 이외의 다른 시험을 해 보아야 한다.

시력 문제로 인한 사고를 방지하기 위해 취할 수 있는 조치를 열거하면 다음과 같다.

- 사고가 자주 일어나는 곳에 색깔의 대비나 야광 테이프를 이용한다.

  층계와 마루가 같은 색이라면 헛디디어 넘어질 수 있으니 반대색으로 칠하여 색깔을 대비시킨다. 난간이나 목욕통, 세면대의 가장자리에 물기가 닿아도 떨어지지 않고 밤에도 보이는 야광 테이프를 붙인다.

- 환자 방의 색깔을 단색으로 바꾸어 혼돈을 줄인다.
  복잡한 무늬를 피하고 단색의 커튼을 달며, 벽지 또한 밝은 단색으로 바꾸도록 한다.
- 방 · 복도 · 계단에는 환하게 불을 켜고, 밤에는 야간등을 켜놓는다.
- 환자에게 안경을 쓰도록 한다.
  안경에 줄을 매어 잃어버리지 않게 하며 항상 여벌의 안경을 따로 준비해 둔다.

청력 문제

간병인은 환자가 이야기를 듣기는 하나 이해하지 못하는지, 혹은 듣기 조차 못하는지 구별하기가 힘들 때가 있다. 이비인후과 의사는 이해하는 능력 손상과 청력 손상의 다른 점을 쉽게 판별할 수 있다.

청력문제로 판명되면 보청기를 사용하게 한다. 보청기가 잘 맞는지, 배경 소음을 줄일 수 있도록 되어 있는지 살펴보고 구입한다. 배경 소음이 오히려 환자를 더 혼란스럽게 만들 수도 있기 때문이다.

보청기의 사용여부에 관계없이 환자가 좀 더 잘 들을 수 있도록 다음과 같이 한다.

- 낮은 목소리로 이야기한다.
  높은 목소리는 듣거나 이해하는데 더 어렵게 할 수 있다.
- 이야기 할 때는 환자에게 얼굴을 가까이 하여 말하는 사람의 표정이나 입을 볼 수 있게 한다.
- 배경의 시끄러운 소리를 줄인다.
  라디오나 텔레비전을 끄거나 낮게 틀어 소리를 줄인다.
- 부엌 창가에서 새소리가 난다, 혹은 밖에서 개 짖는 소리가 난다라고 말해 주면서, 무슨 소리가 어디서 들려 오는지를 환자와 같이 확인한다.

▪ 입 원

치매환자는 다른 문제로 병원에 입원해야 할 때가 있다. 이때 갑작스럽게 바뀐 환경으로 인하여 혼란스러워진 환자가 공격적이 되거나 욕을 남발하여 간병인에게 많은 스트레스를 주기도 한다.

간병인은 환자가 병원에 있는 동안 침착하도록 하는 것이 좋으나 행동을 제지하는 속박은 가능한 한 삼간다. 행동을 속박하면 환자가 겁에 질리며, 환자에 따라 더 공격적이고 불안 증세를 일으킬 수 있기 때문이다.

입원 후 환자가 당황해 하는 것을 완전히 피할 수는 없을지라도 환자를 가능한 한 편안하게 해주면 간병이 좀더 용이해 진다.

병원에서 환자를 편안하게 하고, 간병을 용이하게 하기 위하여 다음 사항을 유의한다.

- 입원하기 전, 의사에게 환자의 상태와 행동을 상의한다. 통원치료로 가능한지 꼭 확인한다.
- 간호사와 직원들에게 환자가 무엇은 할 수 있고, 무엇은 할 수 없는지를(예를 들어, 화장실 가기, 식사 습관, 옷 입기 등) 알려 주고, 환자가 좋아하는 음식과 연락받을 사람 이름 등을 써준다.
- 환자가 편안하게 느끼는 물건 (사진, 봉재 완구, 좋아하는 옷 등) 들을 병원에 가져다 둔다.
- 간병인이 환자와 같이 병원에 있지 못할 때는 가족이나 친지, 친구에게 같이 있어 달라고 부탁한다. 간병인이 하루 종일 환자 곁에 있을 수는 없으므로, 가족 간에 시간표를 만들어 교대하여 간병한다.

치매가 진전됨에 따라 의학적 문제는 더욱 증가하며, 그때마다 병원에 드나드는 경험을 하게 되고, 결국에는 최선의 선택으로 가정 이외의 다른 기관을 고려할 때가 올 수도 있다.

그러나 치매의 진행과정은 느리며 이런 문제는 몇 년을 두고 생각할 수 있다. 간병인은 하루하루를 지내는데서 가능한 한 환자가 질 높은 삶을 경험하도록 도와주어야 한다.

■ 실금 (失禁 ; 대소변 문제)

실금이란 배뇨나 배변 혹은 두 가지 모두의 조절기능을 상실한 상태를 말한다. 이러한 문제는 환자가 마지막으로 화장실에 간 때를 잊거나, 방광이나 결장이 가득차도 뇌 속에서 화장실에 가도록 하는 신호를 보내지 못할 때, 또는 화장실을 금방 찾지 못하거나 어떻게 화장실을 사용해야 될지를 잊어버렸을 때 일어난다.

치매 초기 단계의 실금의 원인은 대개 약이나 감염 혹은 스트레스로 인한 일시적인 문제일 수 있다. 그러나 마지막 단계에는 실금이 영속적인 문제로 된다.

실금시 간병인은 매 두 시간마다, 그리고 식사 후와 외출하기 전에 화장실에 데리고 가도록 한다. 화장실에 갈 예정시간보다 10분 전에 데리고 가도록 한다.

저녁식사 후에는 물을 주지 않고, 취침 중에도 화장실을 찾을 수 있으므로 야간등을 켜 놓아 어둠을 무서워하지 않도록 한다. 잠잘 때에는 성인용 기저귀를 사용하여도 좋다.

간병인은 환자가 화장실에 가고 싶을 때 보이는 비언어적 신호에 유의한다. 예컨대 환자가 바지 뒷부분을 움켜잡고 있다든지, 옷을 올린다든지, 구석진 곳을 찾는다든지, 대중 앞에서 옷을 벗는다든지 하는 것 등이다. 만일 환자가 일생동안 살아오면서 실외 화장실을 사용하는 습관에 젖어 있다면 밖으로 나가려 하는 것도 또 다른 신호가 될 수 있다.

때로 환자는 소변을 보면 기분이 좋다는 것을 잊었을지도 모른다. 환자는 방광에 경련이 올 때까지 기다리다 '사고'를 낼 수 있으나 사실은 사고가 아니다. 왜냐하면 방광이 차면 소변이 나오는 것은 아주 정상이기 때문이다. 그러나 이러한 경련이 자주 반복되면 방광의 근육이 약화되어 소변이 한 번에 나오지 않게 된다. 마치 고무풍선을 한 번 불면 결코 원래대로 되지 않는 원리와 같다.

대변문제는 근육조절능력의 부족으로 대변을 힘주어 내 보내는데 어려움이 있을 때, 혹은 힘을 주는 것을 잊었을 때 생길 수 있다. 규칙적으로 화장실로 인도하는 것이 중요한데, 매일 같은 시간에 환자를 화장실에 데리고 간다. 아침식사 후가 적당한 시간이다. 식이요법과 충분한 음료수 섭취가 변을 쉽게 유도할 수 있다. 변을 잘 누는 것은 좋은 영양식 섭취 및 건강과 직접적인 관계가 있다.

환자에게 성인용 기저귀를 일시적, 혹은 전적으로 사용하여 실수를 막을 수 있다. 환자도 안심할 수 있고 양 옆이 고무줄로 되어 도움 없이도 혼자서 쉽게 내릴 수 있다. 간병인은 환자가 화장실을 사용할 때 늘 지켜봐야 한다. 환자가 혼동을 일으켜 자신이 더럽혀진 것에 당황하여 어떻게 해야 될지를 몰라, 기저귀를 숨기거나 자신의 호주머니에 넣기도 하며 때로는 옷장 속에 넣기도 한다.

간병인은 환자와 같이 화장실에 들어간다. 환자가 들어오지 못하게 할 때는, "내가 여기 있어야 해요."라고 간단히 말한 뒤, 환자로부터 등을 돌려 환자를 배려한다면 환자도 안심할 것이다.

화장실 사용법을 잊은 환자를 돌본다는 것은 매우 어려운 일이다. 환자를 화장실로 인도하여 소변이나 대변을 보게 할 때 당황하고 속이 뒤집어지듯 화가 치미는 기분이 들지도 모른다. 간병인은 환자를 돕는 일을 재치있게 환자의 개인적 권리와 자존심을 지켜주어 가며 해야 한다.

간병인은 환자가 화장실에 있을 때 '화장실에서 나갈 때가 됐어요.'라고 이야기함으로써 환자에게 용무를 보도록 각성을 줄 수 있다. 용무를 피하려고 할 때는 수도물을 틀어서 신호를 준다. 간병인은 환자의 몸에서 나오는 오물을 만질 때에는 반드시 고무장갑을 끼고 한다. 침대에만 누워있는 환자에게는 의사의 지시에 따라 고무주머니로 소변을 빼기도 하지만, 이 방법은 부작용이 따르므로 반드시 의사의 지시에 따른다.

① 요(尿)실금

요실금은 흔히 변실금이 발생하기 전에 생기며 상대적으로 대응하기 용이하다. 일반적으로 나이든 노인에게는 가벼운 운동을 하거나 일어설 때, 빨리 움직일 때, 기침을 할 때 소변이 조금씩 무의식 중에 나와 옷을 적실 때가 가끔씩 있다.

노령 이외에 요실금의 다른 요인들을 들면 다음과 같다.

- 파킨슨병, 당뇨병, 뇌졸중 증세가 있을 때
- 진정제, 이뇨제 등의 약물로 인해서
- 커피, 홍차, 자몽주스나 콜라와 같은 이뇨 작용을 돕는 음료수를 마셨을 때
- 환자가 혼동하고 분별을 잃어 화장실을 찾지 못했거나, 신체적으로 불편하여 화장실까지 시간 내에 갈 수 없었을 때
- 정신적 스트레스를 받았을 때

② 변실금

환자에게서 변실금을 발견하면 즉시 의사와 상의한다. 변실금을 가진 환자에게는 편안함이 기본이 되어야 하며, 이런 환자는 화장실에 좀 더 오래 앉아 있을 필요가 있다. 간병인은 안전을 위해 화장실에 손잡이용 난간을 설치하고, 환자가 화장실에서 침착하지 못할 때는 음악을 틀어 주거나 감시를 하는 동안 화장실 문밖에서 책을 읽어 주거나 이야기를 하는 것이 환자를 안정시키는데 좋다.

간병인과 환자가 편하게 실금에 대처하려면 다음 사항에 유의한다.

- 환자가 화장실을 찾기 쉽게 도와준다.
- 환자에게 고무줄로 된 옷을 입게 한다.
  단추나 지퍼를 더듬어 조작하느라 실수를 범하지 않도록 한다.
- 화장실에 주기적으로 가도록 일정표를 만든다.
  변실금이 있는 환자는 일정시간에 변을 보도록 하며, 그 시간에 맞춰서 화장실에 데리고 간다. 이는 실수를 많이 줄일 수 있고 성인용 기저귀의 필요성도 줄어든다.
- 환자의 행동을 잘 관찰한다.
  화장실에 가고 싶으면 서성이거나 침착하지 못하며, 뒤를 붙잡고 불편해 하거나 혹은 고통스런 얼굴 표정을 하거나, 낑낑 소리를 내는 등의 행동을 하는 환자들이 있다.
- 성인용 기저귀를 사용한다.
  환자가 화장실을 사용하기 어려워졌을 때 사용한다.
- 환자의 침대나 요에 수분이 스며들지 않는 패드를 깔아 둔다.
  고무나 플라스틱 패드가 환자의 피부에 직접적으로 닿지 않도록 면으로 된 천을 한 겹 깔아 둔다. 화학섬유 천을 사용하면 물기가 생겨 피부를 상하게 할 수도 있으므로 유의한다.
- 환자의 위생상태를 철저히 한다.
  소변이나 변이 남아 있으면 감염의 원인이 되며, 쓰리고 냄새도 나게 된다. 피부가 빨개진 곳은 깨끗이 물로 씻어주고 가렵지 않게 파우더나 연고를 발라 주며, 더러운 패드는 새것으로 갈아준다.
- 환자가 대·소변을 잘 가렸을 때는 칭찬을 해주고, 그렇지 못했을 때라도 큰소리로 야단치지 않는다.
  환자가 화장실을 가서 볼일을 잘 끝냈을 때 환자가 좋아하는 사탕이나 과자를 주는 등으로 칭찬한다. 반대로 잘 못했으면 '괜찮다'고 말해 주고, 대신 사탕이나 과자는 주지 않는다.

• 위 아래가 붙은 옷을 준비하고 주기적으로 환자를 체크한다. 환자가 변을 가지고 벽에 바르거나 장난을 한다면, 옷을 혼자서 벗지 못하게 뒤에 지퍼가 달린 아래 위가 붙은 옷을 입힌다. 발목이 고무줄로 되어 있으면 밖으로 오물이 새어나오지 않게 되어 씻길 때까지 안전하다. 이 경우 주기적으로 환자를 체크해 보아야 한다.

변 비

변비는 메스꺼움과 두통, 복통, 식욕상실 등의 문제로 발전할 수 있다. 변비의 원인으로는 운동부족, 섬유질이 부족한 음식이나 충분치 못한 음료수 섭취, 알루미늄이나 칼슘이 포함된 제산제 혹은 진통소염제 약 등을 들 수 있다.

변비에 효과적으로 대응하려면 다음 사항에 유의한다.

• 자연 섬유질이 많이 포함된 식사를 한다.

섬유질은 사과, 빨간 무, 옥수수, 콩류, 자두, 딸기, 방부제가 안 들은 곡류 빵과 감자 껍질에 많이 포함되어 있다.

• 위에서 빨리 발효되는 식품을 먹는다.

이러한 식품에는 식초에 담근 양배추, 이스트가 많이 든 빵, 양배추 혹은 토마토 주스, 요구르트, 잎 푸른 야채나 살구가 있다.

• 변비를 일으키는 원인이 되는 음식은 피한다.

변비에 원인이 되는 식품은 육류, 초콜릿, 치즈, 쌀, 바나나, 흰 빵과 같은 고운 곡류 제품 등이다.

• 환자에게 하루에 8컵 이상 물을 마시도록 한다.

• 매일 적당량의 운동을 하도록 한다.

• 배 주위를 천천히 깊게 원을 그리며 마사지한다.

12. 간병인을 위한 조언

부인이 치매환자인 어느 남편이 말하기를 자기 내부에서 많은 감정들이 항시 충돌하며 서로 다투고 있다고 한다. 대·소변도 못 가리고 아무 힘도 없는 환자인 부인에게 화를 내는 자신이 괴물처럼 변해 가는 느낌이 든다고 고백한다.

남편이 치매환자인 어떤 부인은 자신도 못 알아보는 남편을 보면서 같이 살아온 지난 세월이 다 사라진 느낌을 갖는다고 한다. 그런가 하면 남편이 치매환자인 70대 할머니는 자녀들이 일주일에 몇 번씩 와서 번갈아 가며 도와주기는 하지만 자신의 관절염이 심해지고 건강도 악화되어 더 버틸 수 없을 것 같아 남편을 요양원에 보낼까 생각한다고 한숨짓는다.

치매환자인 아버지를 둔 어느 여성은 아버지가 자기를 미치게 만들기 시작한다고 감정을 쏟아낸다. 이와 같이 가족 간병인들은 치매로 인하여 자신의 생활과 행복이 완전히 강탈당했다고 느끼며 분노하고 절망한다.

치매환자를 돌보는 간병인은 도전과 좌절을 수시로 넘나든다. 환자를 돌보느라 정신이 없어 본인의 삶에 대하여 생각해 볼 여유가 없는 경우가 많다. 환자의 병세가 진정됨에 따라 간병인의 육체적, 정서적 또 재정적인 스트레스를 줄이는 문제는 환자에 대한 간병 못지 않게 중요한 문제이다.

환자를 간병하는 사람은 대체로 다음 네 범주 중 하나에 속한다. 첫째는 의사, 간호사, 유급간병인과 같이 치료 혹은 간병을 전문적으로 하는 사람이다. 둘째는 자녀나 형제자매, 친척과 같이 배우자 이외의 가족구성원이다. 셋째는 환자의 배우자이다. 넷째는 위의 어느 범주에도 포함되지 않는 친구, 이웃 등의 봉사자이다.

미국의 예를 보면 전체 간병인의 55%가 환자의 배우자이며, 35%는 성인자녀, 5%는 형제나 자매이며 친지와 유급간병인이 나머지 5%를 차지하고 있다. 성인자녀의 경우 대부분 아들보다는 딸이다. 우리나라의 경우 간병인에 대한 정확한 실태파악은 되어 있지 않은데, 대체로 배우자가 있는 경우에는 배우자가 담당하고 그렇지 않은 경우는 며느리 혹은 딸이 간병의 책임을 맡는 것으로 보이며 그밖의 경우는 매우 적은 것으로 추정된다.

치매환자를 간병하는 일은 자신의 삶을 희생하는 것이다. 사랑하는 사람이 기억력을 상실하고 판단력도 떨어지고, 돈도 많이 지출하고, 안전에 대한 개념도 없으며, 옷을 벗은 채 밖으로 나가려 하고, 더러운 것도 상관하지 않는 것을 지켜보아야 한다. 밤에는 자지 않고 돌아다니므로 간병인도 잠을 잘 수 없게 된다.

환자의 관심은 먹고, 배설하고, 멍하니 허공이나 텔레비전을 바라보는 것 이외에는 없으며, 간병인이 누구인지도 때때로 잊어버린다. 간병인은 이와 같이 사랑하는 사람이 자신의 눈앞에서 의미없이 서서히 죽어 가는 것을 느낀다.

치매의 간병은 많은 에너지와 용기를 필요로 한다. 성심껏 간병하면 증세가 나아지는 것도 아니며, 간병 기간이 길어질수록 환자의 능력은 감퇴되고 간병인의 책임은 늘어나는 것이 치매의 간병이다. 많은 간병인은 '내가 좋은 간병인이 될 수 있을지, 아울러 나 자신을 계속 유지하며 관리할 수 있을지' 하는 질문을 자신에게 반복한다. 간병인은 최선을 다하여 환자가 가능한 한 질 높은 삶을 누리도록 노력해야 하나 간병인의 삶의 질 또한 동시에 고려해야 할 요소이다.

간병인 자신의 감정을 다스리기

간병인은 치매를 진단한 의사나 환자인 배우자 혹은 본인 자신에 이르기까지 모든 사람들을 탓한다. 아무도 자신이 느끼는 것을 이해하지 못한다고 생각하며 화를 내고 어찌해야 할지 막막한 감정에 마음이 상하게 된다. 뒤돌아서서는 환자에게 그렇게 하지 말아야지 하고 생각하고서도 환자를 보게 되면 소리지르고 두들겨 팰 것 같아 자신이 겁나기조차 한다.

한 순간에는 잘 해낼 수 있을 것 같다는 느낌이 들다가도, 또 다른 순간에는 어떻게 오늘 하루를 지낼 수 있을지 절망에 빠지기도 한다. 이와 같이 극심한 감정의 굴곡을 겪는 것은 정상적인 반응이다.

간병인이 경험하는 감정과 이를 다스리는 방법

① 분노

화가 나는 것은 간병인들이 겪는 가장 흔한 느낌이다. 좌절하여 참을 수 없게 되고 화가 폭발하는 것을 받아들여야 한다. 간병인 자신에게는 물론 가족과 친지들에게 혹은 직장동료에게 터트리기도 한다. 환자나 간병인 자신에게 욕을 하거나 혹은 질책을 하는 방식으로 화를 터트리면 간병인의 정신적·육체적 건강에 해가 미친다. 반면 감정을 억제하고 화를 참는다면 소화불량이나 두통, 우울증, 피로감과 같은 증세를 유발한다.

자신의 분노를 건강한 방법으로 다스리기 위해 다음 사항에 유의한다.

- 잠시나마 문제상황에서 떠나 자신만의 시간을 갖는다.
  많은 간병인들이 소리라도 확 지르고 싶다는 생각을 한다. 이럴 때 방에 가서 베개에 얼굴을 묻고 소리를 치던가, 한가한 곳으로 차를 몰고 나가 라디오를 크게 틀어 놓고 차 속에서 소리를 질러보면 한결 기분이 나아진다. 때때로 환자를 돌보는 책임에서 벗어나 자신만의 장소인 방, 화장실, 지하실, 정원, 차 안 등에서 자신만의 시간을 가지는 것이 좋다. 베개를 주먹으로 치거나, 조용한 음악을 듣거나, 피아노를 치거나, 아름다운 시를 읽거나 단순히 심호흡을 하여도 한결 마음이 가벼워진다.
- 자신을 화나게 만드는 상황을 가급적 피하도록 노력한다.
  예컨대 간병인인 며느리가 시어머니에게 식사를 먹여줄 때마다 폭발할 것 같은 감정을 느낀다면 남편과 딸에게 식사를 도와달라고 하여 화가 날 상황을 미리 막도록 한다.
- 규칙적인 운동을 통해 분노를 안전한 방향으로 배출한다.
  수영이나 달리기 혹은 빠른 걸음으로 걷는 산보와 같은 운동을 통해 활력을 얻으며, 지역복지관이나 기타 사교 활동을 통해 남들과 함께 하는 시간을 가지면서 기분전환을 한다.
- 간병과 직접적으로 관련되지 않은 가까운 사람들 예컨대 친구나 교회 목사에게 자신의 감정을 말하고 조언을 청한다.
- 자신에게 해로운 파괴적인 행동을 피한다.
  약물이나 술, 담배 혹은 폭식과 같이 자신의 건강에 해로운 것에서 도피처를 찾지 않도록 주의한다. 이러한 것에 이미 빠져 있다면 전문의사의 도움을 요청한다. 이러한 자기 파괴적인 행동들은 환자에게는 물론 간병인 자신에게도 도움이 안되며 문제를 더욱 어렵게 만든다.

• 화가 너무 나서 환자에게 육체적인 해를 입힐 수 있다고 생각되거나 이미 그런 경험이 있다면 타인의 도움을 구한다.
간병인이 치매환자를 학대하는 경우가 종종 보고된다. 이는 치매환자의 간병이 간병인의 능력을 넘어서는 것임을 알리는 신호이다. 이러한 상태는 환자보다 간병인이 더 위험한 것이므로 사태가 더 악화되기 전에 간병인을 위하여 타인의 도움을 구해야 한다.

② 죄의식

'내가 충분히 잘 하고 있는가?', '때때로 환자에게서 벗어나고 싶은 것은 이기적인 생각이 아닐까?', '친지에게 잠시 보살펴 달라고 맡긴 동안 어머니에게 무슨 일이 생기면 어쩌나?', '부인을 요양원에 보낸다면 다른 사람이 어떻게 생각할까?', 혹은 '남편이 잠자다 조용히 죽기를 바라는데 이것은 무서운 생각이 아닐까?' 이러한 생각은 간병인이 공통적으로 경험하는 것들이다.

죄의식은 간병인의 판단력을 흐리게 만들며 자신의 건강을 돌보는데 소홀하게 한다. 예컨대 간병인인 딸이 평소에 어머니를 요양시설에 안 보내겠다고 약속했었는데 어머니의 증세가 악화되어 어머니가 간병인에게는 물론 아이들에게까지 폭언을 하고 가족의 생활을 파괴할 경우, 과거에 어머니에게 한 약속과 현재의 괴로운 상황 사이에서 갈등하며 현명한 판단을 어렵게 한다.

자신이 옳다고 판단한 것과 정반대로 상황이 전개될 경우 간병인은 죄의식을 느낀다. 이러한 죄의식이 좌절감과 화를 불러오며 환자에 대한 질책을 더하게 한다. 자신이 한 약속을 어긴다는 죄의식에서 벗어나는 것이 중요하다. 간병인의 죄의식은 간병인은 물론 환자에게도 해롭기 때문이다. 같은 처지의 간병인들과 이러한 감정들을 나누면서 경험담을 듣고 상황에 맞는 가장 현명한 조치를 취하는 것이 죄의식의 함정에서 벗어나는 길이다.

간병인이 죄의식을 느낄 때 다음 사항을 고려하여 적절히 대응한다.

- 정당한 이유없이 치매환자나 친구 혹은 친지들에게 큰 소리를 지르는 경우가 있다면 본인을 평범한 한 인간이라고 받아들이는 게 좋다. 사과하고 넘어간다면 다음에는 이러한 감정에 대한 대응능력이 더 커진다.
- 누군가가 간병인이 환자를 충분히 돌보지 않고 있다는 어감의 이야기를 하거나, 혹은 간병인이 하고 있는 일이 그렇게 힘든 것은 아니라고 말하는 경우가 있다. 대부분 사람들이 잠깐 보고 하는 이야기는 간병인이 환자에게 얼마나 많은 에너지와 시간을 쏟고 있는지 이해하지 못하고 평하는 것이다. 실상을 알게 된다면 생각이 달라질 것이며, 그들의 진심은 그렇게 잔인하게 말하려고 한 것은 아닐 것이다. 간병인이 자신의 능력껏 최선을 다하려고 노력했다면 다른 사람들이 마음 상하게 하는 말을 흘려 지나치도록 한다.
- 밖에서 친구와 어울려 지내고 집에 돌아올 때 죄의식을 느끼지는 않는가. 만일 신뢰할만하고 능력있는 사람에게 환자를 맡겼다면 잠시 외출했다고 하여 죄의식을 느낄 이유는 없다. 간병인도 스트레스를 풀고 자신을 재충전하는 시간이 반드시 필요하기 때문이다.

③ 우울증

간병인은 우울증 때문에 간병은 물론 자신의 일상까지도 피폐해지기도 한다. 치매진단을 받은 처음 몇 달 동안 환자를 위하여 이곳 저곳을 돌아다니면서 정보를 수집하고 계획을 짜느라 본인에 대해서는 많은 생각을 하지 못한다. 그러나 시간이 흐르고 단조로운 일상이 계속됨에 따라 간병인은 황폐해지고 용기를 잃으며 우울증에 빠지게 된다. 입맛도 없고 하루종일 피곤하며 무엇을 해야

겠다는 마음도 생기지 않고 모든 것에 힘없이 주저앉아 버리는 느낌이 든다.

간병인인 부인이 환자인 남편을 고칠 수는 없는 일이지만 적어도 자기 자신은 고칠 수 있다. 간병인인 부인이 할 수 있는 일은 남편을 편안하게 해주는 일이며, 자신에게 해야 할 일은 주어진 환경 속에서 자신의 삶을 만족스럽게 사는 것이다.

우울하다고 하여 모든 사람들이 다 전문가의 도움을 필요로 하지는 않는다. 친구 혹은 같은 처지에 있는 다른 간병인들과 대화를 하거나 간병을 도와줄 수 있는 도우미나 유급 간병인을 고용하여 규칙적으로 환자의 곁을 떠나 외출을 하는 등으로 적절한 해결방안을 찾는다. 이러한 노력에도 불구하고 만성적으로 우울증세가 나타난다면 전문의의 상담을 필요로 한다.

④ 당황함

치매환자의 행동은 예측하기 어려워 간병인조차 당혹스럽게 만들 때가 많다. 예컨대 식당에 갔는데 환자가 갑자기 옆자리 손님의 음식을 손으로 먹으며 휘저어놓는다면 간병인은 당황하고 창피함을 느끼게 된다. 같은 처지의 간병인들과 이야기를 하면 이와 같이 당혹스럽고 창피한 일은 흔하다는 것을 알게 될 것이다.

치매환자와 함께 친구나 친지 혹은 이웃과 만날 때에는 치매환자라고 이야기하거나 비정상적인 행동을 할 수도 있다고 설명해주는 것이 좋다. 치매에 관하여 사람들을 교육하고 사회적 인식을 높이는 역할을 하고 있다고 생각하고, 그들에게 정중하게 사과하면서 환자가 자신의 행동을 통제할 수 없음을 이해할 수 있도록 간단히 설명해준다.

■ 스트레스 해소법

스트레스를 참는 데는 한계가 있다. 간병인이 스트레스로 쓰러지기 전에 일찍부터 건강을 관리하여 휴식을 취하고 더 이상 피로나 스트레스가 쌓이지 않도록 모든 상황을 조정해야 한다. 자신의 감정과 행동을 정직하게 평가해 볼 필요가 있다. 간병인 자신이 환자를 매일 간호하는 일에 어떻게 반응하고 있는지 주의해본다.

지나치게 피곤하거나 치매환자를 때리고 싶거나, 체중이 줄거나 혹은 늘거나, 잠을 못 이루거나, 도저히 저항할 수 없는 분노가 쌓이거나, 술을 많이 마시거나, 외톨이가 된 느낌을 갖거나, 덫에 걸린 기분이 들거나, 울화가 치밀고, 고함지르고 싶거나, 판단을 내리기가 어렵고 항시 우울하며, 자살을 생각하게 된다면 이는 휴식이 필요하다는 신호이다.

치매환자를 돌보는 간병인의 필수조건은 자신을 교육하고 도움을 받아들이며 자신을 아끼고 돌볼 줄 알아야 한다는 점이다. 그중에서도 타인의 도움을 받아들이는 것은 간병인이나 환자를 위하여 반드시 필요한 조건이다. 그러나 실제로 많은 간병인들은 몇 해를 혼자서 무거운 짐을 지고 살면서 도움을 구하는데 주저한다.

이 경우 간병인이 건강을 해치고 날마다 쌓이는 스트레스를 대처하기에 지치고 자신의 책임이 너무 무겁다고 느낀다. 치매환자를 돌보는 일은 무거운 짐이지만 간병인 자신도 아울러 돌보아야 하는 책임을 안고 있다.

간병인이, 휴식이 필요하다고 인식했으면 신속히 필요한 조치를 취한다. 간병인 자신을 위하여 영양이 풍부한 음식을 준비하고 밤에 잠을 제대로 못 잤으면 낮잠을 자도록 하여 형제나 친지들이 적어도 일주일에 한 번은 간병인을 대신하여 환자를 돌보도록 조치를 취한다. 또한 환자의 목욕이나 식사보조 혹은 청소나 식사준비, 설거지, 빨래 등과 같이 집안일들을 돌보는 파출부를 고용한다.

간병인은 다음과 같은 상황에서 자신의 스트레스 조절을 위하여 도움을 필요로 한다.

- 최선의 노력을 다했음에도 환자의 병세가 급속히 악화될 때
- 간병인이 최선을 다했음에도 간병을 충분히 못한다고 느낄 때
- 이 세상에서 나 혼자만 이 일을 하고 있다고 느낄 때
- 잠시라도 혼자서 휴식할 수 있는 시간이나 공간이 더 이상 허락되지 않는다고 느낄 때
- 간병의 압력으로 가족관계가 파괴될 때
- 간병으로 인하여 직장이나 사회생활을 영위할 수 없을 정도로 지장을 받고 있다고 생각될 때

① 긍정적인 마음자세를 갖는다.

일단 치매로 진단이 내려지면 환자의 행동은 전적으로 용서받아야 한다. 간병인이 이 점을 이해하고 명심한다면 간병인과 환자간의 관계가 훨씬 용이해지고 행복해질 것이다. 간병인은 유머감각을 잃지 말고 큰 사건이 아니라면 야단법석하지 말고 적당히 눈감아 버리는 자세를 취한다.

환자와 간병인의 의지에 관계없이 환자의 행동 변화나 병세의 진전은 계속되는 것이므로 이러한 변화를 받아들이는 방향으로 극복하는 수밖에 없다. 환자로부터는 긍정적인 요소를 점점 더 기대하기 어려우므로 간병인의 생각을 조절하여 긍정적인 마음의 자세를 갖추어야 한다. 긍정적으로 대하려고 하면 같은 상황에 대해서도 좌절감을 덜 느끼게 된다.

환자인 배우자 혹은 부모가 치매에 걸리기 전까지는 간병인에게 가장 중요하며 지금까지 따뜻한 가정을 이끌어 온 사람이었다는 사실을 기억하면 큰 도움이 될 것이다. 과거에 환자가 좋은 배우자 혹은 부모였다면 지금 그에 대한 보답으로 자신이 좋은 간병인이 될 차례라고 생각하는 것도 한 방법이다.

간병인이 육체적 및 정신적으로 건강해야만 간병이 가능한 것이므로 마지못해 간병인의 역할을 떠맡기보다 상황을 판단하여 자신이 간병인의 역할을 적극적으로 선택하도록 한다. 치매환자의 증세에 긍정적이고 생산적으로 대처하여 간병에 따른 스트레스를 효과적으로 줄이는 간병의 지혜를 터득해야 한다.

② 자신의 한계를 인식한다.

치매로 진단된 초기에는 환자가 심각한 치매증상을 보이지 않으므로 간병인은 '조금 문제가 있어도 나는 잘 대처할 수 있다' 라고 가볍게 생각하기 쉽다. 그러나 이는 진실과는 거리가 멀다. 질병의 초기단계부터 앞으로 벌어질 상황에 대하여 충분히 숙지하여 대비를 해야 한다. 그렇지 않으면, 치매가 진전됨에 따라 간병인은 자신을 통제할 힘을 잃고 혼돈에 빠지거나 병적인 히스테리가 되기도 한다.

환자의 병이 깊어지면서 간병도 힘들어지며 장기간의 간병을 요한다는 사실을 인정하고, 간병인의 능력에 맞추어 가족 및 관계자들과 간병의 책임을 분담하는 계획을 미리 세워놓는다. 환자의 병세가 악화되면 간병은 육체적으로도 매우 힘든 일이므로 한 사람이 감당할 수 있는 범위를 넘어선다.

일의 분담계획과 필요한 수배(手配)를 미리 해놓지 않으면 막상 이러한 결정을 해야 할 때 매일 매일의 간병에 몰두하느라고 시기를 놓쳐 상황을 더 악화시킬 수 있다.

간병인은 자신의 육체적 · 정신적 한계를 주시하면서 자신의 건강관리에 항시 노력해야 한다. 환자에게 몰두하느라 자신의 건강이 악화되는 것을 간과할 경우 간병계획 전체를 망칠 수도 있다. 그러므로 간병인이 자신의 능력의 한계를 인식하고 적절히 선을 그어 행동하는 것이 환자 및 관계된 모든 사람들에게 유익한 일이다.

③ 건강한 가족관계를 유지한다.

대부분의 치매환자는 간병인 및 기타 가족구성원들과 함께 같은 집에서 산다. 이 경우 모든 가족이 함께 모여 간병계획을 짜는 것이 좋다. 만일 가족구성원 중 한 사람이 간병에 참여하기를 주저한다면 비난이나 강요하기 보다는 직접적인 간병 이외의 다른 일로 집안일을 돌보도록 조정한다. 가족들의 화합은 치매간병의 가장 중요한 요소이다.

치매환자로 인하여 식구들간에 갈등이 계속된다면 차라리 환자를 집이 아닌 다른 시설 혹은 친지들에게 위탁하는 것을 고려해 보는 것이 좋다.

사회전체로 볼 때 치매환자의 간병에는 엄청난 인력과 자원이 투여되므로 가정 밖의 어떤 시설도 이러한 부담을 전적으로 떠맡기는 어렵다. 현재 우리나라에는 치매환자를 가정에서 무리없이 돌볼 수 있도록 하는 사회적 지원 서비스가 거의 없다. 따라서 싫던 좋던 간에 간병의 책임은 가족들에게 일방적으로 떠맡겨지게 된다.

가족들의 화합과 사랑이 간병의 질에 큰 영향을 미친다는 점을 고려할 때 이러한 열악한 사회적 지원은 매우 안타까운 일이다. 현재로서는 상황이 허락하는 한 유급이건 무급이건 주변의 도움을 구하면서 치매간병으로 인한 압력이 가족관계를 파괴하지 않도록 간호인 당사자 가족 및 주위 사람들 모두가 함께 노력할 수밖에 없다.

④ **친지 및 친구관계를 지속한다.**

어떤 간병인은 친지나 친구가 연락을 한지 매우 오래되었다고 하면서도 본인은 환자를 돌보느라고 피곤하여 전화를 할 여유가 없다고 말한다. 친구에게 전화를 한다고 해도 상대가 부담을 느낄 것이라는 생각에 연락하는 것을 꺼려한다. 친지나 친구들은 치매환자나 간병인과 같이 있는 것을 거북해 할 수도 있다.

환자나 간병인에게 무엇을 이야기해야 할지 몰라 연락을 안 하기도 하며 혹은, 간병인이 겪고 있는 고통에 동참하지 못하는 미안한 마음에 연락을 게을리 하기도 한다. 그렇다고 그들이 환자나 간병인을 염려하지 않는 것은 아니다. 간병인의 편에서 전화를 하여 소식을 교환하고 이야기를 자주 나누고 싶다고 말한다면 상대도 무리 없이 받아들일 것이다.

주변 사람에게 필요한 도움을 청하고 또 도움을 주려고 하는 사람으로부터 기꺼이 도움을 받아들이도록 한다. 도움을 준 사람에게 짐이 될 것이라고 생각하는 죄의식이나 자존심은 버린다. 상대에게 그들의 도움으로 간병인의 기분이 나아졌다는 것을 알도록 한다.

몇 사람이 기꺼이 도움을 주겠다고 하면 일정표를 만들어 함께 혹은 번갈아 참여할 수 있도록 한다. 예컨대 수요일에는 딸이 와서 몇 시간 돌봐주면 간병인은 저녁예배에 다녀오고 토요일에 아들이 와서 몇 시간 있을 수 있다고 하면 그때 장을 보거나 밀린 일을 하는 등 친지들의 도움을 받아 시간을 유용하게 쓰도록 계획한다.

간병인이 외톨이가 된 느낌에 대하여 적극적으로 대응하지 않으면 스트레스나 우울증, 나아가 건강이 악화될 수밖에 없다. 주변에 친지나 친구들로부터 적극적으로 도움을 구하고 그래도 간병의 압력으로 감정의 혼란이 심해지거나 건강이 악화되면 전문가의 도움을 받아 해결책을 찾도록 한다.

⑤ 적절한 휴식을 취한다.

미국의 한 조사에 따르면 치매간병인의 80%은 일주일 내내 간병을 책임진다고 한다. 치매노인을 돌보아야 하는 직장여성의 경우 직장일과 간병일로 일주일 내내 쉴 틈이 없다. 간병에 따른 경제적 부담으로 유급간병인을 구하거나 직장을 그만두는 것이 여의치 않으므로 과로로 인한 스트레스는 대부분의 간병인이 겪는 공통된 경험이다.

중기 이후의 치매환자를 돌보는 일은 하루 24시간 노동이며 환자가 사망해야만 끝나는 일이다. 대부분 치매환자를 둔 가족들은 간병에 들어가는 비용부담 때문에 치매환자가 없는 가족보다 경제적으로 어려움을 겪는다. 그 결과 간병인과 그 가족들은 힘들고 우울하며 경제적으로 쪼들리는 삶을 영위할 가능성이 높다.

간병인 자신만의 공간을 가질 필요가 있다. 침실이나 거실 어디든지 간병인이 좋아하는 곳에 책, 음악, 바느질감 혹은 텔레비전을 갖다 놓고 밝고 명랑하게 꾸민다. 하루 중 얼마간의 시간을 쪼개어 휴식을 취하며 집안에만 있지 말고 밖에 나가 산책을 하거나 운동을 한다. 손과 마음을 바쁘게 할 새로운 것들을 찾아내어 일상을 뒤로하고 즐거운 시간을 갖도록 한다.

몇 시간, 하루 혹은 몇 일을 떼 내어 환자 아닌 다른 사람들과 어울려 여행을 가는 것도 좋은 방법이다. 환자에 대한 걱정은 휴식하는 동안 모두 잊어버려야 한다. 간병인이 즐거운 마음이 되어야 환자에게도 도움이 되며 간병인이 괴로워하면 환자는 간병인의 기분에 영향을 받아 더 혼란스러워지고 다루기 어려워진다.

미국의 한 조사에 따르면 간병인의 평균연령은 57세이며, 전체 간병인의 3분의 1 이상이 65세 이상의 고령자라고 한다. 이렇게 노령의 간병인들은 과로하면 병에 대한 저항력이 낮아지며 부상을 당하기 쉽고 젊은 사람들보다 스트레스로 인한 병으로 더 고통을 받는다. 간병에 대한 부담으로 인하여 같은 나이의 그렇지 않은 사람들보다 우울증세가 3배나 더 많이 나타나며, 약물이나 술을 더 마시고 사회활동에서도 격리되는 경향이 있다.

간병인이 환자의 배우자인 경우 자신 또한 노령으로 인한 질병의 가능성이 높으므로 자신의 능력을 고려하여 적절한 휴식을 취하며 장기간 환자의 곁에서 돌볼 수 있도록 주의해야 한다.

연구에 따르면 간병에 따른 스트레스, 좌절, 우울증, 피로감, 불면증세는 휴식을 통해 상당히 극복할 수 있다고 한다. 간병인 4명 중 3명은 휴식결과 건강이 회복되고 환자를 더 잘 돌볼 수 있게 되고 간병하는 일을 더 잘 조절할 수 있게 되었다고 한다.

좋은 간병인이 되는 법

좋은 간병인은 환자에 대한 간병과 함께 자신에 대한 관리를 철저히 하는 사람이다. 환자에 대한 간병으로 많이 지쳐 있으므로 자신을 관리할 여유가 없다고 하는 간병인은 간병인으로서의 기본적인 역할을 소홀히 하는 것이다.

일상 활동에 운동이 포함되도록 하는 것은 간병인의 자기 관리를 위하여 가장 좋은 방법이다. 예컨대 승강기를 이용하는 대신 층계를 걸어 오르내리거나, 집안 일을 하면서 좀 더 리듬감 있게 움직이거나, 속보로 걷거나 혹은 하루에 10분씩 수 차례에 걸쳐 밖에 나가서 걷는다. 이렇게 일상생활을 수행하면서 함께 하는 운동은 오랫동안 계속할 수 있으며, 무엇보다도 규칙적으로 자신의 심신을 돌볼 수 있다는 장점이 있다.

올바른 간병인이 되기 위하여 다음 사항에 유의한다.

- 치매에 관한 올바른 정보를 습득한다.
  치매에 관해 많이 알면 알수록 환자의 문제행동을 다스리고 보다 더 효과적으로 대응할 수 있다.
- 모든 가족이 참여하여 가족의 욕구를 고려한 간병이 이루어지도록 한다.
  환자만이 아니라 가족 모두 치매의 희생자이므로 환자의 요구만이 존중되고 다른 사람의 요구는 무시되는 상황이 발생하지 않도록 한다.
- 모든 사실을 숨기지 말고 주위 사람들에게 알리고 도움을 청한다.
  간병인의 한계를 알고 그 한계에 도달하기 전에 주위에 도움을 청한다. 치매의 간병은 간병인 혼자 부담할 수 있는 성격의 것이 아니라 가족, 친지, 그리고 이웃의 이해와 도움이 함께 요구되는 일임을 명심한다. 도움을 요청하는 일은 간병인이 약하거나 적절치 못해서 혹은 간병이 실패해서가 아니라 치매에 대응하는데 필수적인 요소임을 인식한다.

• 친구들과 연락을 끊지 말고 가정 밖의 활동에 참여한다.
환자를 돌보느라 지나치게 자신의 삶을 희생한다면 결국 간병인도 치명적인 질병에 걸릴 위험성이 높다. 환자가 사망해도 간병인은 남아서 자신의 삶을 영위해야 하므로 간병 이외의 활동을 완전히 중단해서는 안 된다.

• 간병인의 관심사를 환자와 함께 나눈다.
치매의 초기단계에 있는 환자는 자신의 문제를 어느 정도 자신이 제어할 수 있다. 간병인의 슬픔과 걱정을 환자와 함께 나눔으로써 간병인에게 부담을 덜어주는 조언을 해줄 수 있다. 환자의 능력이 허락하는 한 주요결정에 환자가 참여하도록 한다.

• 과거에 미련을 두지 말고 현재의 상황을 잘 판단한다.
환자의 이상행동에 접하여 환자의 과거모습으로 되돌리려고 노력하거나 환자의 현 단계를 인정하지 못한다면 간병인과 환자 모두에게 어려움이 가중된다. '단정하던 분이 이럴 수가 있나' 하는 생각은 버려야 한다.

• 혼란스러운 사람과 상대한다는 점을 명심하여 환자의 입장에서 생각하고 재촉하지 않는다.
간병인이 무엇을 하려고 하는지 요점을 조용히 침착하게 알아들을 때까지 환자에게 반복하여 이야기한다. 환자의 능력이 허락하는 한 자신의 능력으로 할 수 있도록 차분히 지켜보며 도움이 필요할 때 개입한다.

• 환자 앞에서 환자에 관한 이야기를 피한다.

환자가 타인이 자신에 관하여 이야기하는 것을 들으면 혼란해지고 감정적으로 불안해질 가능성이 높다. 따라서 다른 사람들에게 환자 앞에서 환자에 관한 이야기를 하지 않도록 주의시킨다.

• 간병인에게 가장 큰 좌절을 가져오는 문제에서부터 한 번에 하나씩 해결하도록 한다.

환자를 목욕시키고, 음식을 먹이고, 대·소변을 보이는 일이 문제가 된다면 이러한 일을 수행하기 용이하도록 환경을 바꾸거나 절차를 간소화한다. 작은 일들도 머리를 써서 변화시키면 많은 개선을 가져올 수 있다.

• 간병인은 일의 한계를 정하고 '할 수 없다' 라고 이야기 할 권리가 있다.

'모든 일은 내가 다 완벽하게 해야 한다' 는 생각에서 일시에 모든 것을 다 하려고 하면 좌절에 부딪친다. 치매간병은 멀고도 험한 여행길이므로 차분히 할 수 있는데 까지 하고 능력에 넘치는 일은 타인에게 맡기거나 여의치 않으면 포기한다.

• 간병인의 감각과 상상력을 활용한다.

치매간병에서 부딪치는 다양한 상황에 간병인의 감각과 상상력을 이용하여 적절히 대응한다. 예컨대 환자가 수저를 사용하여 식사하는 것이 어렵다면 손으로 먹을 수 있는 음식을 준비하도록 하는 등이다. 상황에 따른 변화를 받아들이며 한가지 방법만이 옳은 것이라고 고집하지 않는 유연한 자세를 가질 필요가 있다.

• 유머감각을 유지한다.

유머감각을 활용하면 간병에서 부딪치는 많은 위기상황을 부드럽게 넘길 수 있다. 환자도 인간이므로 웃고 즐기게 하면 다루기 용이하다. 그때그때 상황에 맞게 유머감각을 활용하여 연기를 해야 할 경우도 있다.

- 간병이 용이한 환경을 만든다.

환경을 가능한 한 단순하나 자유롭게 만든다. 환자의 주변은 단순하게 정리하고 자질구레한 것들을 없앤다. 식사, 운동, 취침 등 일상 활동이 규칙적이고 반복활동이 될 수 있도록 환경을 조성하면 환자나 간병인 모두에게 효과적이다. 피치 못한 상황이 아닌 한 환경을 바꾸거나 일정을 변화시키는 일이 없도록 한다.

- 환자의 신분이 새겨진 팔찌나 목걸이를 준비한다.

팔찌나 목걸이에는 환자의 성명, 병명, 그리고 연락처를 써놓는다. 환자가 언제 길을 잃어버릴지 모르므로 배회할 가능성이 적을지라도 미리 준비하여 착용하도록 한다.

- 환자의 능력이 허락하는 한 사회활동을 권장한다.

사회활동은 환자가 신체적 및 정신적 건강을 유지하는데 도움이 된다. 치매환자는 뇌 기능이 손상되어 있으므로 새로운 기능을 습득하거나 동시에 많은 정보나 자극을 처리하기 어렵다. 간병인은 환자의 능력을 잘 파악하여 환자가 혼돈에 빠짐없이 할 수 있는 범위의 활동을 개발하고 주선하는데 힘을 기울인다.

- 자녀를 키우는 것보다 성인을 간병하는 일이 더 스트레스를 가져옴을 인식한다.

자녀를 키우면 시간이 가면서 점점 독립적으로 되지만 치매환자는 시간이 갈수록 기능이 쇠퇴하면서 점점 더 의지하게 된다. 또 언제까지 보살펴야 할지 예측하기 어렵다. 간병인은 이러한 사항을 인식하고 받아들여야 한다.

- 간병인은 환자인 노인을 좋아하지 않는다거나 더 이상 사랑하는 마음이 없어 졌다 할지라도 괴로워하지 말라.

치매에 걸린 노인환자를 좋아하거나 예전과 같이 사랑하는 것은 일반적으로 불가능한 일이다. 환자와 간병인 간에 과거의 관계를 고려하여 의무감에서 일을 수행한다고 하여도 죄책감에 빠질 필요는 없다.

• 요양원으로 환자를 옮기는 것도 사랑에서 나온 결정일 수 있다. 경제적으로 허락하여 치매환자를 요양원으로 모실 수 있다면 이것도 충분히 가능한 대안이다. 간병인이 더 이상 감당하기 힘든 상황에 도달했을 때 환자와 간병인 모두의 삶의 질을 위하여 요양원을 선택했다면 현명한 결정이다. 요양원에 모신다고 하여 가족과의 관계가 단절되는 것은 아니며, 가족의 능력과 의지가 허락하는 한 관계는 지속될 수 있다.

• 간병인은 자신이 그 동안 환자에게 잘해주었던 일을 회상하며, 자신을 용서한다.

대부분의 간병인들은 자신이 하지 못했던 것에 초점을 두고 후회하거나 죄의식에 빠지는 경우가 많다. 많은 경우 간병인이 원하는 대로 되지는 않는다. 때로는 간병인이 '좀 다르게 행동했더라면 낫지 않았을까'하고 후회하는데 간병인 또한 사람임을 자각해야 한다. 간병인이 실수를 했다면 인정하고 이로부터 배워서 자신의 삶을 계속 영위할 수 있도록 힘을 모아야 한다.

13. 치매환자에 대한 지원 서비스

알츠하이머병 환자를 위한 간병인들은 대개는 가정 밖에서 환자를 돌볼 수 있는 시간제나 영구적인 도움을 줄 사람이 필요할 때가 오게 된다. 왜냐하면, 배우자가 간병인일 때는 이미 본인도 나이가 든 상태이기 때문에 자신의 완전하지 못한 건강상태로 더 이상 환자인 배우자를 돌보기가 힘들기 때문이다. 그리고 병든 부모를 간병하는 직장을 가진 자녀들도 자연히 가족 외 다른 사람이 환자를 돌 볼 필요성이 대두하기 때문이다.

결국에는 대부분의 간병인은 집에서 돌보는 것 같은 영구적인 선택을 찾게 마련이다. 이런 결정을 내리는 것은 결코 쉬운 일이 아니며, 그 과정에서 당사자들은 만감이 교차하는 느낌을 갖게 된다.

인구통계학적으로 보면 중환자를 장기간 간병하는 추세는 향후 50년간은 천문학적인 숫자로 증가할 것으로 추정된다. 왜냐하면 ① 평균수명의 증가, ② 생명을 연장시킬 수 있는 의학기술의 발달, ③ 베이비 붐 세대의 65세 이상의 고령인구로의 진입, ④ 더 중요한 것은 85세 이상 인구의 급팽창이다. 환자의 연령이 높아짐에 따라 배우자－간병인과 성인자녀－간병인의 연령도 높아진다.

이미 잘 알려진 바와 같이 연령은 알츠하이머병에서는 가장 큰 위험인자로 작용되고 있다. 예를 들어, 65세 이상 인구의 10%, 85세 이상의 거의 50%가 알츠하이머병의 희생자로 인생의 종말을 보내게 되기 때문이다.

미국 인구조사국 발표에 의하면 미국은 2005년 65세 이상 인구가 3,200만 명, 2020년 5,200～5,700만 명, 2040년 6,800～8,300만 명으로 추정하고 있다. 그리고 85세 이상의 미국인이 2020년 670～860만 명, 2040년 1,220～1,780만 명으로 예상하고 있다.

이와 같은 고령인구 증가추세로 볼 때 21세기 중반까지 이 질병 치료방법을 개발하지 못할 경우 약 1,400만 명 이상의 미국인이 알츠하이머병을 앓게 됨을 의미한다. 다시 말하면, 이들 모두가 누군가의 간병을 필요로 할 것이라는 점이다.

1997년 한국보건사회연구원의 조사한 우리나라 치매환자 수는 24만 1천 9백 명이고, 2020년에는 2.5배인 62만 명으로 급증할 것으로 예상했다.

이와 같이 치매환자에 대한 간병인의 필요가 급상승하였음에도 불구하고 가족 간병인들의 유효성은 아이러니하게도 감소되고 있다. 그러나 현실적으로는 가족 규모와 구조가 급속히 변화하고 있는 요즈음에는 치매환자에 대한 가족간병이 미치는 영향이 매우 크다고 본다.

가족수도 적어지고, 자녀 갖기도 늦어지고, 더욱이 많은 여성들이 직장에 나가게 되므로 가족내 치매환자를 돌볼 가족 간병인 숫자는 적어만 간다. 더구나 이혼율이 높아가고 재혼비율도 커져서 가족들이 흩어지고, 간병이 필요한 부모로부터 자녀들도 떨어져 사는 가정이 늘어가고 있다. 또한 혼자 사는 기혼세대도 증가하여 배우자－간병인의 숫자도 줄어들고 있다.

이와 같은 변화로 인하여 주된 간병인들의 숫적인 부족뿐만 아니라, 간병역할을 맡은 주된 간병인들도 다른 가족들로부터 지원이나 도움 받기가 힘들게 된다. 이 시기가 되면 생각하고 싶지 않지만 환자를 위해, 그리고 가족들을 위해 다른 대안을 생각할 때가 온다. 즉 돌보던 환자를 요양원이나 다른 장기간 보호시설로 옮기기로 결정하는 것이다.

이 결정은 어렵고 스트레스 받는 과정이다. 왜냐하면, 이미 당신은 환자를 위해 몇 년 간을 집에서 돌보아 왔고, 감정적인 긴장, 개인적인 희생, 그리고 경제적인 부담을 다 한 후에 어려운 결정을 또 해야 하기 때문이다.

우선 하나의 대안으로 집이 아닌 다른 곳에서 장기간의 간병을 고려하기 전에 집안에서 무엇을, 누가, 특히 당신을 도울 수 있는지를 찾아보라. 당신이 더 이상 알츠하이머병 환자를 돌볼 수 없고, 또 자신의 건강상태에도 어려움이 있다고 생각이 되면, 다른 사람의 도움이 필요함을 받아 들여야 한다.

대개는 알츠하이머병은 더 나쁘게 진행되고 있으므로 전보다는 더 상태가 나빠짐을 늘 고려해야 한다. 그러므로 다른 사람의 도움은 꼭 필요한 일인 것이다. 왜냐하면, 내 능력을 능가하는 것을 시도하려고 하면 나의 건강도 해치고, 또 내가 돌보아야 하는 환자에게 나의 좌절하는 감정을 터뜨리는 위험을 보일 수 있기 때문이다. 그러므로 내 집에 누군가를 오게 하거나, 주간보호소의 장점을 이용하거나, 혹은 단기로 체류할 수 있는 거주형 보호소(residential care)가 이 시점에서는 좋은 선택이 될 수 있다. 그러나 환자를 집중적으로 하루종일 돌보아야 하는 때가 오면 요양원이나 다른 장기간 보호하는 시설도 생각해야 한다.

이런 시설들이 절실히 필요해도, 간병이 자신의 확신이 안 설 수 있고, 이런 절차를 밟는데 대한 죄의식을 가질 수 있다. 내가 과연 옳은 결정을 하고 있는지, 혹시 다른 대안은 없는지를 자꾸 되돌아 생각하며 고민할 것이다.

자신의 이런 양면적 생각과 죄의식의 감정을 받아들이고 생각해 보는 것이 무엇보다도 대단히 중요하다. 비록 이런 결정이 가슴 아픈 일이지만 내가 할 수 있는 최선을 다한 결정이고, 지금은 내가 돌보는 것보다도 더 차원이 높은 전문적인 간병을 환자가 필요로 한다는 사실을 잊지 말아야 한다.

알츠하이머병 환자가 전문가들 손에 넘겨졌다고 해서 내가 더 이상 이 환자의 간병이나 건강에 책임이 없다는 의미가 아니라는 사실을 늘 염두에 두어야 한다.

환자를 내가 집에서 계속 간병하거나, 환자가 주간보호소 또는 장기간 요양시설에 있다 해도, 환자에 대한 나의 사랑과 관심 표현은 알츠하이머병 환자에게 안정감을 느끼게 한다.

그리고 자신의 환자에 대한 이러한 관심은 환자로 하여금 환자 자신도 필요한 사람이며 동시에 자신이 다른 사람에게도 중요하다는 감정을 불러일으키는데 도움이 된다.

■ 재가 서비스

가능하면 알츠하이머병 환자가 요양원보다는 집에서 오래 지낼 수 있도록 도울 수 있는 가정 도우미 서비스를 이용하는 것이 바람직하다. 가정 도우미 봉사원은 환자의 요리와 식사시중, 세탁, 그리고 집 청소를 도울 수 있다. 또 목욕, 옷 입히기, 그리고 환자의 위생도 돌 볼 수 있다. 훈련이 많이 된 봉사원은 상담서비스도 할 수 있다.

유급 동반자 서비스는 환자의 치료나 오락활동을 돕고 감독할 수 있다. 이런 도우미를 찾으려면, 거주지 지역의 복지관 혹은 치매협회나 치매가족 모임에서 경험있는 회원의 추천을 받아 정규적으로 활용하는 것이 바람직하겠다.

물리치료 같은 전문직이나 간호사는 방문이 가능한 전문직을 관리하는 곳이나 병원에서 정보를 알 수 있을 것이다. 먼저 경비가 얼마나 드는지를 알아본다. 만약 기관을 통해 사람을 구하기보다 개인적으로 구하기로 결정한다면 고용주로서 내가 취할 수 있는 법적 책임이 어디까지인지를 알아야 한다.

우선 고용하려는 사람에 대한 자격증과 추천인들을 체크해 보아야 한다. 아직 우리나라에서는 시행이 안되고 있지만, 미국이나 선진국에서는 고용한 사람에게 정부가 요구하는 연말 종합과세법에 따라 적절한 세금보고의 의무도 있다.

재가서비스는 경제적 · 개인적, 그리고 심리적인 측면에 많은 장점이 있다. 예를 들면, 환자가 자기 집에 있으므로 안정감을 느끼고 가족도 시설에 있는 것보다 덜 죄의식을 갖게 되기 때문이다. 그러나 이런 문제는 초기에는 도움이 되지만 언젠가는 재가 서비스가 반드시 꼭 좋은 선택이 아닐 수 있음도 알아야 한다. 왜냐하면, 시설을 생각할 때는 여러 다른 요소들을 고려해야 하지만 우선적으로 환자의 의사가 중요하기 때문이다. 특히 환자의 기분, 느낌, 그리고 재정적인 요소가 서로 맞아야 한다. 더구나 가족 간에 환자를 돌보는데 갈등이 커지고 감정의 골이 깊어지게 되면, 가족회의를 열어 결정을 하던지 또는 모든 가족의 감정을 다 터놓고 이야기하여 문제해결을 위한 선택을 결정해야 한다.

흔히 가정이냐 요양원이냐 하는 갈등이 생기는 예를 보면 첫째, 환자는 집에 있고 싶은데 자녀들이 걱정을 많이 한다. 이럴 때는 약간의 도움만 필요하므로 집을 떠날 필요는 없다. 둘째, 환자는 나에게 더 시간을 내어 도와주기를 바라나 나는 가정이 있고 직장생활도 병행해야 하므로 힘이 든다.

부모(환자)에게 자식노릇을 한다는 일은 요구가 많은 일이고, 도전적이고 때로는 좌절을 느끼게도 되는 일이다. 그리고 오늘날은 직장과 가족의 요구를 동시에 만족시키기에는 쉬운 일이 아니다. 이럴 때 부모가 안전하고 편안하게 집에서 보낼 수 있도록 가정에서의 도움이 필요하다. 셋째는 집에서 배우자를 간병해야 하는데, 배우자가 아플 때는 재가 서비스로 잠시 동안 간병인을 교체하는 도움이 필요하다.

이렇게 요양원만이 해답이 아닐 때는 재가 서비스가 믿을 수 있고 또 경제적으로 무리가 없다. 집에서 서비스를 받는 동안은 하루 24시간을 보장된 간병인이 나와 나의 사랑하는 사람을 도울 수 있다.

이 재가 서비스는 ① 영양가 있는 식사를 준비하고, ② 약 복용 시간을 알려주고, ③ 가벼운 운동을 시키고, ④ 옷 입히고 또 목욕하는데 제한된 도움을 주며, ⑤ 장보기와 심부름을 해주며, ⑥ 의사 약속이나 다른 일에 교통편을 제공할 수 있으며, ⑦ 집안을 깨끗이 청소하고, ⑧ 책을 읽어주고 대화도 나누고 친구를 해준다.

내가 도우미로부터 정확히 무엇이 필요하며, 또 내가 도우미에게 기대하는 것을 명확히 알려줌으로써 도우미를 성공적으로 활용할 수 있게 된다.

도우미를 채용하기 전에 다음의 질문을 생각해 보라.

- 어떤 특별한 임무를 이 도우미에게 하도록 해야 되는가
- 도우미를 하루에 몇 시간, 일주일에 며칠 이용할 것인지
- 집에서 같이 기거하는 도우미가 필요한가
- 내가 경제적으로 감당할 수 있는가
- 당신의 도우미가 무엇을 책임져야 하는지를 명확히 이해하도록 동의한, 해야 할 일과 업무작성표를 부엌이나 눈에 띄는 곳에 붙여 둔다.
- 만약에 환자의 약을 관리함이 필요하면 복용약과 복용시간을 적어두고 다른 약들과 헷갈리지 않도록 한다.
- 도우미가 환자를 목욕시키는 책임이 있으면 친절히 부드럽고 조심스레 잘 씻기도록 주의시킨다.
- 돈을 지불할 때 말썽이 나면 도우미를 주관하는 기관과 체크할 수 있게 일한 시간을 서로 적어 놓아야 한다.

▪ 치매 전문병원

치매 전문병원의 주요업무는 치매증상과 치매를 진단한다. 그리고 예방 및 치료가 가능한 치매는 조기에 발견하여 적절한 치료방법을 알려주어야 한다. 아울러 연계된 치매요양원시설이나 지역 간병서비스 및 재활적응 혹은 사회생활적응 서비스를 소개해 주며, 전문인 교육훈련 및 홍보도 겸한 정확한 질병진단을 위한 시설이다.

치매전문 병원의 치료방향에 따르는 서비스 시설로 치매전문 요양원, 치매전문 주간보호소 또는 치매전문 단기보호소 시설과 늘 상호작용을 할 수 있으면 각 가정의 가정간병인들의 짐을 좀 가벼이 할 수 있다. 현재 우리에게 치매전문 병원은 응급환자나 정확한 질병진단을 위한 종합체제로 절실하게 요망된다.

일시적 간병위탁 서비스

가족간병은 무한한 육체적·감정적인 에너지가 요구된다. 또한 무한한 시간을 요하게 된다. 모든 간병인들의 약 80%와 거의 모든 배우자 간병인이 일주일에 7일을 환자를 돕고 있다. 더욱이 알츠하이머병 환자를 간병하는 일은 진행되는 쇠퇴과정이 언제 어떻게 나타날지 예측할 수 없다.

다만 오늘보다는 더 나쁜 상태가 될 것이라는 것만 빼고는 내일을 확신할 수 없다는 것이다. 친지나 다른 가족들은 이 병이 가져오는 이런 변화들을 대면하기가 힘이 든다. 그리하여 간병인이나 환자는 더 고립되게 된다.

간병인들에게는 일주일에 몇 시간 동안만이라도 환자를 다른 사람이 돌보아 줄 수 있어서 잠시 쉴 수 있는 일시적 간병위탁 서비스가 필요하다. 잠시나마 간병의 요구에서 떠나 자신의 삶을 영유할 수 있는 시간을 다시 찾아야 한다. 예를 들면 의사도 보고, 은행도 가고, 장도 보고 할 시간적 여유와 바깥세상과 연락도 하고 다른 가족이나 친구들과 방해받지 않는 시간도 꼭 필요하다.

일시적인 간병위탁이란 혼자서 독립적으로 살 수 없는 60세 이상의 노인을 돌보는 간병인에게 쉬도록 마련된 제도이다. 그러나 일시적 위탁이 장기간의 환자를 돌보는데 모든 문제를 해결하는 것은 아니다. 또한 집에서 유급고용을 하거나 혹은 요양원에 가는 것을 교체하는 것도 아니다. 미국의 간병인은 대개 배우자나 딸, 아들, 혹은 가까운 친구가 담당한다.

일시적 간병위탁은 간병인이 1～4시간 자유로이 나가 있을 수 있도록 환자를 보호하고 감독하며 친구가 되어 주는 자원봉사이다.

일시적 위탁은 급한 응급시설이 아니다. 그러므로 적어도 48시간 전에는 알려 주어야 한다. 알츠하이머병 환자뿐만 아니라 만성질병, 파킨슨병, 뇌졸중, 기억상실증, 관절염, 당뇨, 시청각 손상, 폐질환, 그리고 심장질환의 환자를 돌보아 주기도 한다.

일시적 간병위탁 서비스는 융통성이 있고, 편리하며, 의존할 수 있다. 이 제도는 미리 계획되었거나 혹은 위급한 상황에서도 어디서나 언제든, 가족들이 필요하면 가정에서든 성인주간보호소 혹은 하룻밤 지낼 수 있는 단기시설 등이 가능해야 한다. 이 일시적 간병위탁 프로그램은 간병을 할 수 있는 기본적인 보조설비, 간병인들의 상담, 간병계획과 평가, 교통문제 등이 반드시 포함되어야 한다.

간병위탁에 종사하는 사람들은 환자가 무엇이 필요한가를 이해하고 그 필요에 따라 간병할 수 있도록 적절한 훈련을 받아야만 한다. 그리고 나이나 수입에 관계없이 이 서비스를 이용할 수 있어야만 한다. 비용을 저렴하게 하여 가족들이 위기를 맞기 전에 이 일시적 간병위탁시설을 이용할 수 있게 하는 것이 무엇보다도 중요하다.

우리나라는 아직 조사된 통계자료가 없지만, 미국은 일시적 간병위탁 서비스로 가족간병인들이 스트레스가 줄어들고, 좌절감, 우울증, 만성 피로, 그리고 불면증세도 덜어졌다. 4명 중에 3명 꼴로 그들의 건강이 위탁서비스를 받은 후에 좋아 졌으며, 76%는 자신의 생활을 영유할 수 있게 되었고 또한 가족관계도 좋아졌다고 한다. 64%는 간병하는 일을 좀 더 잘 조정할 수 있게 되었고 마치 터널 끝에서 빛이 보이는 희망을 가졌다고 했다.

환자에게 서서히 주간보호소에 익숙하도록 하여 새로운 환경에 긍정적으로 적응하도록 하자. 나의 사랑하는 사람이 친절한 사람들이 있는 안전한 장소에 가고 있다는 것을 이해하도록 해야 한다. 하루 밤이나 며칠만 가 있을 수 있도록 하는 일시적 체류 훈련이 환자의 정신이 건강할 때부터 필요하다.

내가 집에서 사랑하는 사람을 돌볼 수 있는 선택을 했을지라도, 다른 길을 택할 수 있음을 깨닫고 긍정적인 면으로 보라. 그리고 객관적으로 간병 일을 할 수 없도록 자신을 우울하게 하는 희생자처럼 느끼는 생각을 떨쳐 버려야 한다. 내가 일시적 간병위탁 서비스를 필요에 의해 이용할 수 있다. 쉽지는 않지만 늘 객관성을 유지하면서 동시에 사랑으로 환자를 대하는 것이 중요하다.

다른 전문 간병인들이 나의 사랑하는 사람을 돌보아 주는 동안에, 나는 그곳에서 어떻게 해주고 있을까를 생각하지 말고, 지금 자신만 생각해 보는 시간을 가지도록 노력해야 한다. 그러면 내가 하고 있는 것이 죄책감이 아닌 나를 위한 즐거운 일이 될 것이다.

일시적 위탁간병은 위기를 피하게 하는 대책이지 위기조정대책이 아니다. 성공적으로 간병인들의 가족을 도와 위기를 피하고 계속 간병할 수 있게 하는데 목적이 있다. 당신은 혼자가 아니다. 이런 서비스가 가능하도록 정부, 사회복지단체, 종교단체, 대한치매협회, 지원모임 회원, 간병인들이 사회 여론을 환기시켜 장기간 간병을 요하는 가정들을 위해 더불어 사는 사회를 만들어야만 할 것이다.

① 주간 보호시설 / 단기 보호시설

주간보호시설은 지역에 밀접한 시설이어야 하고, 치매로 인해 생활에 지장이 있는 환자에 대한 생활지도, 일상동작운동, 그리고 목욕과 급식을 제공하는 시설이다. 단기 보호시설은 치매환자를 단기간 입소시켜 가족대신 보호하는 시설로 가정에서 간병이 불가능할 때 이용할 수 있고 입소기간은 일주일 내로 하고 있지만 연장이 가능해야 한다.

주간 보호시설은 공익법인이나 사설기관이 오락활동을 제공하여 알츠하이머병 환자가 사회적으로 새로운 친구도 사귀고, 또 교제하는데 압력을 덜 느끼게 하는 환경을 만들어 주어 환자들 간에 기분이 좋게 느끼도록 기회를 제공해 주는 곳이다.

주간보호소는 간병인을 곤경에서 구해주는 생명의 은인 같다고 할 수 있다. 환자가 자기와 비슷한 다른 환자들과 함께 참가할 수 있는 많은 활동들이 준비되어 있으며 환자가 동요될 때 어떻게 다루는지 알고 있다. 그러나 이들 시설들마다 서비스가 많이 다르다.

어떤 곳은 치료와 오락활동과 같이 간병과 상담도 제공한다. 시설의 문을 여는 시간과 요일도 다르다. 또 어떤 곳은 교통편과 따뜻한 식사도 제공하는가 하면, 어떤 곳은 전혀 쾌적한 설비를 제공하지 못하는 곳도 있다. 역시 어떤 곳은 환자의 행동에 문제가 많다거나, 대소변의 문제가 있거나, 의학적으로 특별한 간병이 필요한 환자는 받지 않는 곳도 있다.

당신이 필요한 곳이 어떤 주간보호소인지를 조심스레 꼼꼼히 조사하여 찾아야 한다. 참고로 다음의 사항을 고려해 보자.

- **운영 시간** : 일주일 내내 문을 여는지, 공휴일도 여는지, 또 여는 시간은 언제부터 언제까지인지를 자세히 알아보아야 한다.
- **직원** : 기관장이나 책임자와 시간을 약속하여 정식으로 만나보아야 한다. 직원 중 알츠하이머병 환자를 전문적으로 다루는 사람이 몇이나 되는지 알아보고, 어떻게 환자와 직원들이 지내는지를 관찰해 보아야 한다. 우리나라의 노인복지사업 지침에 규정하고 있는 주간 보호소의 직원배치율은 사업기관장, 사회복지사 또는 생활보조원, 물리치료사, 그리고 간병보조원, 사무원, 취사부, 보조원, 또는 운전기사 한 명씩으로 이루어져야 한다. 치매노인을 전문으로 하는 경우에는 거의 1:1의 보호가 필요하므로 생활보조원과 간병조무사의 인력이 더 필요하다.
- **간병의 수준** : 일찍이 언급한 바와 같이, 어떤 곳은 대・소변

실금환자는 받지 않는 곳도 있고 또 어떤 곳은 알츠하이머병 환자를 위한 프로그램을 분리하는 곳도 있다. 모든 보호소가 배회하거나 흥분하여 돌발적 행동을 하는 사람을 받아들이는 것은 아니다.

어떤 곳은 혼자서 걷지 못하는 환자는 거부하기도 하므로 관리책임자에게 어떤 행동들이 받아들여지고, 어떤 행동들이 안 되는지 행동기준의 목록을 물어 보아야 한다.

- **활동** : 각 보호소마다 무슨 활동을 제공하는지를 살펴보아야 한다. 환자가 노래하기를 좋아 한다면 그 주간보호소에서 노래를 따라 부르거나 합창하는 프로그램이 있는지를 알아본다.
- **건물** : 건물주위에 환경은 깨끗한가? 환자가 밖에 나갈 때는 감독이 가능한지? 낮에 다른 시간들을 택해서 방문해야 한다. 또 화장실과 점심 식사하는 장소가 깨끗한지 점검해 보고 부엌도 돌아보고 메뉴도 알아보아야 한다.
- **가격** : 시 · 군 · 도에서 운영되는 주간보호소는 저렴한 가격이지만 무료로 하는 곳도 있는지 또는 점심과 간식을 위한 최소의 경비만을 받는지도 살펴야 한다. 사설보호소들은 많은 차이가 있다. 그러나 한 가지 인식해야 될 것은 비싸다고 질이 나은 간병이라고는 단정하지 말라는 것이다. 기부금과 보조금에 의해 기금이 마련되는 주간보호소들도 질 높은 간병을 제공하고 있다.
- **간병인들의 관심** : 매일 아침에 데려다만 놓으면 환자가 당황하고 혼란을 가져오므로 그곳에 익숙하기까지 며칠 간 하루에 한 두 시간정도 간병인도 환자와 함께 있으며, 활동에도 참가할 수 있는지를 알아보아야 한다. 환자가 잘 적응하면 간병인이 떠나도 환자가 혼란을 일으키지 않게 된다. 또한 간병인도 다른 환자들의 간병인들을 만나게 되는 기회도 된다.

• **편리함** : 주간보호소가 당신의 집이나 직장과 가까이 있는지, 혹은 교통편은 제공되는지 알아보아야 한다.

② 호스피스

호스피스란 말기 환자와 그 가족의 고통을 덜기 위한 지원 서비스이다. 알츠하이머병 환자가 편하고 위엄있게 생을 마감할 수 있도록, 그리고 사별 후 가족상실의 슬픔을 극복할 수 있도록 간병인이나 그의 가족들이 도움과 상담을 받을 수 있는 간병환경을 제공하는 곳이다. 알츠하이머병의 마지막 단계에 있는 환자가 6개월 이상 살지 못하겠다는 처방이 나오면 호스피스에 있을 수 있다.

방문 간병사나 다른 서비스를 통해 자택에서도 호스피스 간병도 가능하다. 이는 환자가 좀 더 친숙하고 익숙한, 그리고 정이 듬뿍 든 환경에서 자신의 마지막 생을 편한 마음으로 사랑하는 가족들과 함께 보낼 수 있게 되어 좋다고 생각된다.

▪ 일반 요양원 / 치매전문 요양원

치매요양시설의 목적은 정신증상이나 문제행동을 가지고 있어서 집에서나 다른 시설에서 요양이 곤란한 거의 중증 치매환자에게 정신과적 의료와 간병을 전문적으로 제공한다. 치매질환은 그 특성이 만성적이므로 치료보다는 장기적인 보호관리가 필요하다.

장기간 수용할 경우에는 병원보다도 요양원의 기능이 필요하다. 요즈음 서울을 비롯하여 지방의 여러 곳에 치매 전문요양원이나 병원이 개설되고 있다. 치매병원에서는 첨단 의료기구로 입원치료와 재활 서비스, 그리고 장기 요양치료를 통해 노인성 질환에 포괄적 의료서비스를 제공함이 이상적이다.

요양원은 훈련된 간병시설을 갖춘 곳으로 계속적인, 그리고 날마다 생활의 활동으로 생명유지에 필요한 신호를 조정하고 약들을 관리하는 간병이 필요한 사람이 선택하는 곳이다. 직원들은 간병을 24시간 제공하며 의사도 늘 대기하고 있는 곳이다.

이상적으로는, 알츠하이머병이라고 판정을 받은 후에는 요양원이나 다른 생활 계획을 선택하도록 시작해야 하겠지만, 간병인이 생각하기에 지금 환자상태에서는 너무 빠르다는 생각이 들지도 모른다. 그러나 모든 요양원이 알츠하이머병 환자를 받아들이는 것도 아니고, 대부분의 요양원은 선착순으로 기다려야 되므로 시간이 걸리게 된다. 또 시설을 찾아보는 것도 시간이 소모되며 급하게 결정하는 압력을 느끼면 원하지 않는 곳에 정착이 될지도 모르므로 미리 조사해서 계획하는 것이 좋을 것이다.

요양원은 대체로 세 종류로 나눌 수 있다. ① 영리목적의 사설시설, ② 종교단체나 자치단체에 의해 운영되는 자원봉사, 그리고 ③ 정부기관에 의해 운영되는 비영리 공영시설이 있다. 그러나 모든 요양원은 속해 있는 시 · 군 · 도의 시설운영 규정에 맞아야 할 것이다.

모든 사람들은 아주 소득이 낮은 영세민이 아닌 한, 자기 호주머니에서 비용을 내야 한다. 알츠하이머병과 같이 장기간의 간병에 필요한 비용은 현재 어느 보험에서도 도움을 주지 않고 있으나, 약값과 병원비는 보험에서 어떻게 처리되는지 미리 알아보아야 할 것이다.

요양원을 선택할 때는 담당 의사나, 사회복지사 혹은 지역치매가족회 또는 이미 요양원 시설에 맡긴 간병인들의 추천을 참고하자. 몇 군데 추천을 받으면 한 군데씩 연락하여 비용과 재정적 도움, 침대가 몇이며 어느 정도까지 간병이 가능하며, 또 기다리는 순서가 어떻게 되는지 알아보아야 한다.

적어도 한 번은 시설 책임자와 약속하여 요양원 시설을 돌아보고, 당신이 생각하고 있는 곳이라면 2～3번 더 가서 보아야 한다. 두 번째나 세 번째는 미리 이야기하지 말고 다른 시간에 즉, 식사시간이나 활동시간에 찾아가 보라. 내가 미처 생각지 못하던 것을 같이 간 사람이 지적할 수 있으므로 친척이나 다른 간병인 혹은 나에게 도움을 줄 사람과 함께 가보는 것도 바람직하다.

시설을 둘러보고 나서 요양원 관리책임자와 앉아서 가능하면 다른 직원들과도 함께 당신의 관심들을 서로 의논해 보며, 내가 묻고 싶은 질문을 미리 적어서 빠뜨린 것 없이 이야기를 들어 보라. 한 사람보다는 여러 사람의 의견이 도움이 된다. 나의 관심사들을 식구들, 다른 간병인들, 사회복지사나 의사, 그리고 교회에 나간다면 목사님께도 의논해 보면 또 다른 좋은 의견을 들을 수 있다. 초기

단계의 알츠하이머병 환자라면 그 환자의 의견도 꼭 들어보아야 한다.

- **비용** : 기본비용이 얼마며, 그밖에 물리치료나 약, 세탁 등등 과외로 얼마가 더 드는지 인쇄된 안내문을 달라고 해야 한다. 필요하지 않은 서비스는 돈을 돌려 받을 수 있는지도 알아보아야 된다. 또 가족수입에 따라 적용하는 혜택이 있는지 알아보라.
- **의학적 간병** : 어떤 종류의 의학적 간병을 요양원 시설에서 제공하는지 또는 알츠하이머병 환자 병동이 따로 있는지 알아보고 환자를 구속하거나 약으로 진정시키는 규정이 있는지 살펴보자. 실금환자나 배회환자는 어떻게 다루며, 치아나 눈 검사도 해주는지, 간병인도 참여하여 도울 수 있는지, 또는 위급한 상황에는 환자를 병원으로 이송하여 치료하는지도 알아보아야 한다.
- **직원** : 알츠하이머병 환자를 다루는 전문적으로 훈련된 직원이 얼마나 되는지, 의사와 전문간병사가 직원 속에 있는지, 알츠하이머병 환자를 위해 일하는 사회복지사나 오락 담당직원들의 경험이 얼마나 많은지, 직원들은 친절한지 또는 환자들과 어떻게 지내는지도 알아보아야 한다. 또한 한 직원이 몇 명의 환자나 돌보는지, 직원이 자주 바뀌는지 알아본다. 경험이 일 년 미만의 직원이 많고 직원이 자주 바뀌면 그곳을 결정하는 것을 다시 한번 생각해 보아야 할 것이다.
- **환경** : 요양원을 들어설 때 전반적인 분위기가 어떤지, 기분이 좋게 느껴지는지 혹은 이상하게도 조용한지를 살펴본다. 복도와 방이 밝고 명랑한지, 식당과 부엌이 깨끗한지, 화장실에 손잡이 들이 설비되어 있고 또 깨끗한지, 걷거나 휠체어로 이동

하는데 복도와 방이 미끄럽지 않게 안전한지, 침대는 이용하는데 편한지를 살펴보아야 한다. 그리고 환자에게 여러 다른 활동이 제공되는지, 아니면 그냥 텔레비전만 보게 하는지, 누가 주관하여 환자를 재미있게 활동하게 하는지, 얼마나 많은 직원이 참가하는지 혹은 환자가 다른 환자들과 이야기 할 수 있는지를 살펴보아야 한다.

- **규정** : 요양시설이 현재 그곳의 시·도·군이 요하는 자격증을 소지하고 있는지, 또 운영책임자도 자격증을 소지했는지, 둘 다 자격증이 없다면 고려할 여지도 없다. 또 소방안전검사, 직원의 자격과 인원수, 적절한 식이요법에 맞는 식사제공을 하고 있다는 검사에 합격증서도 있어야 한다.
- **환자** : 환자들은 행복해 보이는지, 많은 환자들이 묶인 상태로 구속되어 있는지, 환자가 라디오도 듣고 텔레비전, 영화 등을 볼 수 있고, 종교적 서비스가 제공되는지 또는 간병인들이 환자와 같이 활동에 참가할 수 있는지를 살펴본다.
- **음식** : 음식은 맛이 있고 영양이 있는지, 특별히 식이요법에 맞는 음식이 제공되는지, 알츠하이머병 환자 스스로 식사를 못할 때 어떻게 해 주는지, 또는 튜브로 음식을 공급해야 된다면 요양원 시설의 규정이 무엇인지, 메뉴 외에 환자가 특별한 간식을 요구할 수 있는지를 아울러 알아보아야 한다. 별일이 아닌 듯한 것도 알츠하이머병 환자에게는 모두 중요하다.
- **방문객** : 방문객의 방문시간이 자유로운지, 혹은 짧은 시간으로 제한되었는지, 또는 방문하는 동안 조용히 개인적으로 만날 수 있는 충분한 공간이 있는지, 아이들의 방문도 허용되는지, 당신이 방문하기에 거리나 주차장이 편리한지를 고려해야 할 것이다.
- **환자의 권리** : 당신의 관심과 불만들이 관리책임자에게 전달되

는 토론회가 있는지 또는 환자의 간병에 대해 정규적으로 의논할 수 있는 사회복지사와 연결이 되어 만날 수 있는지 살펴보아야 한다.

그리고 계약서에 서명하기 전에, 요양원을 마지막으로 결정하기까지 당신에게는 특히 스트레스 받는 시간이므로, 결정하기 전에 시간을 두고 확실한 마음이 서기까지 많이 생각해 보아야 한다. 계약서에 서명하기 전에 그 속에 쓰여진 모든 것을 이해해야 한다. 가능하면 변호사에게 보여주고 자문을 구하고 나서 결정을 하자.

환자에게 제공될 의학적 간병명목에 의사, 간병사, 물리치료가 또는 필요한 분야의 치료사의 간병을 받을 수 있는지, 매달 내는 비용에 기본으로 무엇이 들어가는지, 어떤 서비스가 추가로 더 부담해야 되는지, 예를 들어 의사의 처방이 없어도 되는 약값은 어떻게 해야 되며, 심지어는 텔레비전 시청료도 따로 받는지 등등 자세한 사항들이 명확히 명시되었나를 조사해 보아야 한다.

정신병원

때로는 알츠하이머병이 심한 행동문제를 가져오므로 이런 환자들을 요양원보다는 다른 장소로 옮기는 때가 종종 있게 된다. 처음 요양원에 들어 갈 때보다 시간이 감에 따라 환자가 매우 공격적이 되어 같이 있는 환자를 공격하고, 직원은 공격하는 환자를 육체적으로 구속하게 되니 지금의 요양원에서 다른 곳으로 보내기를 원하게 될 때가 있다.

간병인은 정신병원에 대한 정확한 지식이 없으므로 환자가 정신병원에 가야만 하는지에 대해 공포에 떨게 된다.

그러나 모든 정신병원이 다 일반적으로 상상하는 대로 환자를 거칠게 다루는 험한 곳은 아니다. 어떤 병원은 환자의 행동문제를 치료하는 좋은 프로그램도 있다. 또 어떤 병원은 시설이 요양원보다도 못한 곳도 있다. 혹은 노인환자는 제한된 인원수 외에는 더 이상 새로운 노인환자를 수용하지 않는 병원도 있다.

요양원보다는 국립·도립 또는 시립 정신병원이 간병인에게는 재정적으로 좀 덜 부담을 줄 수도 있다. 만약에 내가 간병하는 환자가 행동에 문제를 나타내면 정신병원을 생각하기 전에 다른 길을 생각해 보자.

환자의 심한 행동문제에 대해 심리학자, 사회복지사, 간병사 등 각자의 평가를 종합해서 이런 사람을 관리할 수 있는 훈련된 요양원 직원이 있는 곳에 상의해보면 정신병원보다는 다른 요양원에 갈 수도 있다.

부록

Ⅰ. 치매에 대한 질문과 답변
Ⅱ. 지역별 치매 요양원

내가 꼭 곁에 있어야 한다는
관념에서 벗어나자.

때때로 이별과 나만의 시간이
재충전의 기회가 될 수 있다.

부록 I

1. 치매에 대한 질문과 답변

다음은 치매에 대하여 흔히들 갖게 되는 의문점들로서 그에 대한 질문들과 답변을 살펴보자.

Q 치매란 무엇인가?

A 치매는 기억과 성격을 딴 사람처럼 파괴하는, 영혼을 갉아먹는 잔인한 무서운 병이다. 알츠하이머형 치매는 점진적인 진행으로 뇌세포가 죽으면 다시는 재생되지도 대치할 수도 없는 뇌를 공격하는 퇴행성 질환이다. 그 결과 치매환자들은 기억력이나 사고력, 판단력 등에 문제가 생기며, 여러 가지 행동하는데 손상을 가져오게 된다.

발병의 시작은 가장 최근의 일들을 기억하는 것과 평소에도 쉽게 할 수 있었던 일들을 수행하는데 어려움이 생기는 것으로 시작된다. 더 나아가서는 성격의 변화가 생기고, 대화하는데 있어서 적절한 단어를 찾기에 어려움을 느끼게 되며, 정신이 혼란스러워지게 된다. 따라서 직장에서의 역할을 계속할 수 없거나 가정에서의 장보기, 음식 만들기, 돈 계산과 같은 사소한 일상마저도 영위하지 못하게 된다. 이러한 치매의 과정은 사람마다 다르다고는 하나 결국 치매는 자기 자신을 돌 볼 수 없는 상태에 이르게 만든다. 또한 이러한 변화는 환자의 삶에 있어서나 그 주변인들의 삶까지도 부정적인 영향을 끼치게 된다.

Q 치매의 원인은 무엇인가?

A 치매의 원인에 대해 많은 연구가 진행 중이지만 현재로서는 정확한 그 원인은 알 수 없다. 다만 많은 연구들을 살펴보았을 때 추측할 수 있는 요인으로는 노령을 비롯한 유전적 요인, 비정상적인 단백질, 바이러스성 질환, 알루미늄 등 화학물질에 의한 환경적 요인, 그리고 면역체의 이상 등을 들 수 있으나 한가지 요인만이 아닌 여러 요인들이 함께 작용한다고 생각된다.

Q 치매의 증상과 같은 유사한 증상을 일으키는 다른 원인들은 무엇인가?

A 치매의 증상과 비슷한 증상을 발생시키는 다른 원인으로는 우울증, 영양부족, 약물에 의한 영향, 또는 갑상선 불균형 등을 들 수 있다. 하지만 이것들은 때때로 적절한 약물치료요법 등으로 그 증상이 호전될 수 있다. 그 밖에 뇌졸중, 알츠하이머병, 헌팅톤병, 파킨슨병, 픽병, 그리고 에이즈(AIDS) 등과 관련된 치매도 발견된다.

Q 얼마나 많은 사람이 이병을 앓고 있나?

A 전 세계적으로 치매환자는 1,800만 명으로 추정되며, 또한 미국 성인인구의 사망요인 중 4번째 요인이 되기도 한다. 우리나라에서도 1997년 조사 결과, 65세 이상의 노인인구 중 8.3%인 24만 명이 치매를 앓고 있는 것으로 나타났으며, 2020년에는 2.5배로 증가하여 62만 명이 될 것이라고 추산하고 있다.

Q 어떤 사람들이 치매에 걸리는가?

A 대개는 70대, 80대의 노인들에게 생기지만 때로는 60대나 4, 50대의 젊은 연령층에서도 발병하는 것으로 나타났다. 많은 사람들

이 치매가 단순한 노령으로 인해 생기는 병이라고 인식하고 있으나 노년의 자연적인 질병과는 거리가 멀다. 65세의 이상 인구의 약 15%, 85세 이상 노년인구의 거의 절반이 알츠하이머병을 비롯한 다른 여러 가지 치매로 고통을 받고 있다. 따라서 치매는 모든 인종이나, 남·여, 그리고 경제적 집단 등을 뛰어 넘어서 모두에게 발병할 수 있다고 볼 수 있다.

Q 만약 가족 중 이 병의 증상들이 나타났다면 어떻게 대처해야 하나?

A 치매로 의심되는 증후들이 나타나게 되면 즉시 의사와 상의하여 그에 대한 정확한 종합진단을 받아야 한다. 차후에 치매라고 확실한 결과가 나온다면 의사를 비롯한, 여러 사람들과 의논하여 대처해야 할 것이다.

Q 어떠한 방법으로 치매를 진단하나?

A 치매의 확실한 진단은 시체 부검으로 알 수 있으나 본인이 원할 경우 생존 시에도 여러 가지 검사와 생검을 통하여 알 수 있게 된다. 치매를 진단하는 방법은 그리 간단하지가 않다. 여러 가지 신체검사와 연속적인 신경학적 테스트, 그밖에 의학적 병력에 대한 진단 등이 여러 기간 동안 이루어지게 된다. 치매에 대한 전문 의료기관의 이러한 여러 가지 면밀한 테스트 결과는 약 80~90%의 정확성을 가지고 있다.

Q 치매도 치료가 되는가?

A 치매의 대표적인 원인 질환인 혈관성 치매와 알츠하이머형 치매도 조기 발견과 치료가 중요하다. 이들이 전체 치매의 80~90%를 차지하며, 전체 치매 중 치료 가능한 치매가 10~20%를 차지

한다. 특히 혈관성 치매가 많은 우리나라 경우를 볼 때 일찍 병원을 찾으면 50%는 치매 진행을 막을 수 있다. 먼저 혈관성 치매는 뇌경색과 같이 뇌혈관이 망가지면서 발생하므로 고혈압, 당뇨, 고지혈증, 심장병, 흡연, 비만, 운동부족 등과 같은 위험요소들을 없애고 약물치료를 병행하면 조기치료가 가능하다. 그러나 알츠하이머형 치매는 원인이 명확히 밝혀지지는 않았고, 유전자 이상 때문에 잘못 만들어진 단백질이 뇌세포를 손상시키는 것으로 알려져 있으나 아직은 획기적인 치료방법은 없다. 다만 증세를 완화시키거나 진행을 늦추는 약물이 계속 개발되고 있으므로 조기검사와 조기치료가 아주 중요하다.

Q 치매에 걸리지 않으려면 어떻게 해야 하나?

A 손발을 많이 움직이는 활동을 찾아 꾸준히 하고 뇌를 자극시키는 게임이나 활동을 한다. 그리고 독서나 편지쓰기 등으로 언어 중추를 자극하는 활동을 한다. 늘 긍정적인 생각을 하도록 노력하고 혈압, 당뇨, 혈당 등을 수시로 검사하고 건강식으로 규칙적인 일상생활을 하도록 한다. 피해야 할 것은, 흡연, 머리부상, 과식, 과음, 스트레스, 과다한 약물복용, 소금섭취 그리고 불규칙한 생활은 뇌에 부담을 증가시키므로 피해야 한다.

Q 왜 치매환자들은 이상행동을 하는가?

A 치매라는 질환은 뇌세포의 변화를 가져오므로 기억력과 창조력, 기타 여러 가지 적응력에 변화가 생긴다. 따라서 치매환자는 기억력이 약해져서 주위 사람들이나 사소한 일상생활의 방식들을 잊어버리게 되고 정신적으로 혼란을 가져오는 것이다.

치매의 진전에 따라 기억력 뿐만이 아니라 다른 뇌기능에도 문제가 생기게 되어 성격과 행동의 변화를 가져오게 된다.

치매가 정확히 어떻게 인간의 뇌에 영향을 미치는지는 알 수는 없으나 환자가 점차적으로 적절치 못한 행동을 보인다면 뇌손상의 신호라는 것을 알아야 한다.

Q 가족들이 할 수 있는 일은 무엇인가?

A 완치될 수 없는 질병을 앓고 있는 환자를 대할 때 가족들은 무력해질 수밖에 없다. 그러므로 간병인이나 가족들이 환자의 치매 진전을 막을 수는 없으나 환자가 좀 더 나은 생활을 영위할 수 있도록 도움을 줄 수는 있다. 예를 들면 다음과 같다.

첫 번째, 잡지나, 전문서적, 신문기사 등을 통하여 치매에 대한 정확한 정보를 배워서 알아 둘 필요가 있다.

둘째, 당신이 치매환자를 간병하는 데 있어서 화도 나고 극도로 짜증이 날 수도 있으나 인내하면서 스트레스를 적절히 풀 방법을 찾아야 할 것이다. 간병인의 불안한 마음은 간병의 질에 악영향을 끼치게 되며 환자를 다루는데 더 어려워진다.

셋째, 환자의 이상행동에 긍정적으로 대처하기 어렵겠지만 사랑이 가득한 행동으로 환자에게 최선을 다하고 있음을 보여준다. 마지막으로 간단한 놀이나 음악감상, 산책 등 치매환자와 더불어 즐겁게 할 수 있는 활동에 적극적으로 참여한다.

Q 가족들은 환자를 어떻게 돌봐야 하나?

A 치매는 치료보다 간병이 더욱 중요하다. 간병인은 치매를 단순한 노화현상이 아닌 질병으로 인식해야 한다. 상식적으로 이해하기 힘든 행동을 설득과 우격다짐으로 밀어붙이려 하지 말고 인내와 따뜻한 마음으로 도와주어야 한다. 종종 치매환자도 자존심과 수치심 등 감정을 잃지 않고 유지하는 경우가 많으므로 항시 환자의 자존심을 존중하고, 의사소통은 간단명료하게 정확히 전달한다.

언어가 안 통하면 문자, 그림과 사진 등을 이용한다. 환자의 남아있는 기능을 활용하도록 도와(빨래를 갠다든지) 작은 일이라도 가족에게 도움이 된다는 자긍심을 잃지 않도록 배려 해 준다. 치매 환자의 건강관리를 철저히 보살피고 규칙적인 운동을 하게 하며 안전사고를 예방하기 위해 집안 주위를 정리정돈하고 갑자기 환경을 바꾸지 말라. 환자가 아니더라도 나이가 들면 갑작스런 환경에 혼란을 가져올 수 있다.

Q 친지나 친구에게 어떻게 이야기해야 되나?

A 방문한 친지나 친구들은 치매환자의 이상한 행동에 놀랄 것이다. 간병인은 이때 당황하지 말고 그들에게 지금 환자는 병이 났기 때문이라고 알려주어야 한다. 치매에 대한 증후 등을 알려서 그들이 이해할 수 있게 한다. 또한 당신이 간병에 있어서 어려움을 느낄 때 당신의 처지를 알려서 도움을 받는데 주저하지 말아야 할 것이다.

Q 간병인은 자신의 힘든 감정을 어떻게 처리할 수 있는가?

A 치매환자를 간병해야 하는 당신은 분노와 혼란, 절망, 죄의식, 자포자기, 그 밖의 복잡한 감정들을 느끼게 될 것이다. 당신 혼자만이 이러한 감정을 경험한다고 좌절하지 말아야 한다. 같은 처지에 있는 사람이라면 그 누구라도 이러한 감정을 느끼게 되기 때문이다. 간병인은 자신의 이러한 마음을 혼자서만 삭히지 말아야 한다. 같은 처지의 사람들이 모인 치매가족모임 등에 참석하여 경험담을 나누면서 실질적인 도움을 주고 받고 정서적 교감을 나눌 수 있도록 한다. 그 밖에 전문의사를 비롯하여 목회자나 정신과 의사와의 상담을 통하여 자신의 건강을 돌보아야 하며 심하게 자신을 질책하지 않도록 해야 한다.

Q 본인이 치매진단 받았다면 어떻게 해야 하나?

A 우선 지금부터 당신이 겪어야 할 모든 변화를 객관적이고도 실질적으로 고려해야 한다. 첫째, 신체적·정신적으로 많은 변화를 가져오게 될 것이므로 자신이나 타인의 고통을 줄이기 위해서라도 남의 도움이 필요할 때는 도움을 요청할 수 있어야 한다. 둘째, 대화함에 있어 남에게 이야기한 것을 반복해 달라고 물어보는 것에 당혹해 하지 말아야 한다. 상대방에게 사실상 당신에게 기억력의 어려움이 있음을 이야기한다. 셋째, 당신의 우울한 기분이나 슬픔을 숨기지 말아야 한다. 주위에 알려 증세가 심하면 의사를 찾아가 도움을 얻도록 한다. 넷째, 자신과 가족을 위해 해야 할 일들을 정리해 나가도록 한다. 예를 들어 재산 상속 문제라든가, 보험 등에 관해 기억이 흐려지기 전에 적어두고, 법률적인 도움을 얻도록 한다. 다섯째, 일상생활에서 꼭 필요한 물건들, 예컨대, 열쇠, 안경, 틀니, 돈 등을 매번 같은 장소에 두도록 한다. 여섯째, 당신의 건강을 위하여 규칙적인 운동, 식이요법 등을 하며, 술과 담배는 끊고 간병인과 의사의 지시를 따르도록 한다. 일곱 번째, 취미활동을 비롯한 즐겨 하던 일을 계속한다. 간단한 취미와 오락활동은 당신을 표현하고 사회활동에 참여하는 최상의 방법이 될 것이다. 마지막으로, 같은 처지에 있는 다른 사람과도 이야기하며, 치매가족모임 등과 같은 지원모임에 참석하여 적절한 정보를 얻도록 하는 것이 좋다.

2. 치매와 우울증 여부 검사

① 오늘이 몇 월이고 무슨 요일인지를 잘 모른다.
② 자기가 놓아 둔 물건을 찾지 못한다.
③ 같은 질문을 반복해서 한다.
④ 약속을 하고서 잊어버린다.
⑤ 물건을 가지러 갔다가 잊어버리고 그냥 온다.
⑥ 물건이나 사람의 이름을 대는 데 머뭇거린다.
⑦ 대화 중 이해되지 않아서 반복해서 물어본다.
⑧ 길을 잃거나 헤맨 적이 있다.
⑨ 예전에 비해서 계산 능력이 떨어졌다(물건 값이나 거스름돈 계산을 못한다).
⑩ 예전에 비해 성격이 변했다.
⑪ 이전에 잘 다루던 기구의 사용이 서툴러졌다.
⑫ 예전에 비해 방이나 집안의 정돈을 하지 못한다.
⑬ 상황에 맞게 스스로 옷을 선택해 입지 못한다.
⑭ 혼자 대중교통을 이용해 목적지에 가기 힘들다.
⑮ 내의나 옷이 더러워도 갈아입지 않으려고 한다.

- 우울한 기분이 든다.
- 잠을 잘 못 자거나 일찍 깬다.
- 모든 일에 흥미를 잃었다.
- 자신이 쓸모없다고 느낀다.
- 식욕이 떨어졌다.

■ 해당사항 없음 0점, 아니다 0점, 가끔 그렇다 1점, 자주 그렇다 2점

■ ①~⑮ 문항이 6점 이상이면 치매가 의심되므로 병원에서

검사를 받는 것이 좋다.

■ ①~⑤ 문항이 3점 이상이면 우울증이 의심된다. 이때 치매가 우울증 때문에 생길 수 있거나 치매와 우울증이 동반된 경우일 수 있다.

부록 Ⅱ

한국노인복지장기요양기관협회

서울시 종로구 계동 101－12 신영빌딩 201호
대표전화 1599－2023 (02) 2665－2013

1. 치매시설

치매 관련 요양시설 단체(장기보호)

지역	요양시설	요양시설
서울(02)	포근한요양병원 986－9988 가락실버사랑의원 414－2211 시립중계노인복지관 3399－7500	실버케이스 391－8464 인덕원 385－8205
부산(051)	동래노인요양원 518－8275	애광원 514－7737
대구(053)	안나노인요양원 983－1376	영락양로원 555－1705
대전(042)	대전노인요양원 283－6304	성애노인요양원 545－9874
광주(062)	베데스다요양원 373－6301	벧엘요양원 674－0527

치매 관련 요양시설 단체(단기보호)

지역	요양시설	요양시설
서울(02)	성심의 집 치매노인요양센터 825－7151 송파침해케어센터 2203－9401	양천단기보호센터 2649－8836 평화종합사회복지관 949－0123
광주(062)	인애노인복지센타 653－0247	

치매 관련 요양시설 단체(주간보호센터)

지역	요양시설
서울(02)	동대문노인종합복지관 963－0565 노원노인종합복지관 948－8540 풍납종합사회복지관 474－1201 영등포구 독거노인 원스톱지원센터 2068－5326
부산(051)	영도구노인복지관 417－6344 실버벨노인복지관 337－5959
광주(062)	인구보건복지협회광주전남지회 671－4000
대전(042)	원광수양원 586－5022

자세한 정보를 얻을 수 있는 단체

치매 관련 단체	전화번호	홈페이지
한국치매가족협회	02－431－9993	www.alzza.or.kr
한국치매협회협회	02－766－0710	www.silverweb.or.kr

2. 치매병원

(1) 서울

병원	주소	전화번호	홈페이지
동부참사랑요양원	서울특별시 광진구 화양동 24－17	02－461－6602	www.dongbusilver.kr
참사랑요양병원	서울특별시 영등포구 문래동 2가 39번지	02－2634－7500	www.echamsarang.com
동인병원	서울특별시 성동구 하왕십리동 846－10	02－2293－112	www.dihospital.co.kr
가락실버사랑의원	서울특별시 송파구 송파동 185번지	02－414－2211	www.garakmental.com
르네스병원	서울특별시 동대문구 답십리동 463－19	02－2246－9100	www.renaiss.or.kr
강서성모요양병원	서울특별시 강서구 등촌동 628－9 2층	02－3663－9090	www.ksmh.co.kr
강북삼성의원	서울특별시 강북구 수유1동 482－65 4층	02－984－8767	www.kangbsclinic.com

(2) 경기도

병원	주소	전화번호	홈페이지
남천병원	경기도 군포시 산본동 1100－1	031－390－2114	www.ncmedical.co.kr
경기도립여주 노인전문병원	경기도 여주군 북내면 신남리 산 149－5	031－886－4100	www.noinhospital.or.kr
가은병원	경기도 부천시 소사구 송내동 676－6	032－667－0114	www.gaeunhospital.com
호원요양병원	경기도 안산시 상록구 월피동 508－1 은성빌딩 2층	031－402－1119	www.hwh.or.kr
러스크분당병원	경기도 성남시 분당구 정자동 155－1	031－716－0007	www.rusk.co.kr
한울 노인요양병원	경기도 시흥시 정왕동 1861－7 트윈프라자 A동 3, 4층	031－433－8577	www.hanulhospital.co.kr
명성병원	경기도 고양시 덕양구 내유동 114	031－962－6254	www.mshospital.or.kr
계요 노인전문병원	경기도 의왕시 왕곡동 280－1	031－455－3333	www.keyo.co.k
양평효병원	경기도 양평군 용문면 다문리 788－1	031－771－6455	

(3) 강원도

병원	주소	전화번호	홈페이지
현인요양병원	강원도 인제군 기린면 현리 982－2	033－462－0129	
연호노인병원	강원도 홍천군 북방면 성동리 94	033－262－5002	www.yh5002.co.kr
원주노인병원	강원도 원주시 판부면 금대리 1130	033－762－0100	www.wonjusilver.co.kr

(4) 충청남도

병원	주소	전화번호	홈페이지
천안시립 노인병원	충청남도 천안시 동남구 목천읍 송전리 431	041－521－1114	www.cheonangh.co.kr
인애의원	충청남도 서천군 서천읍 삼산리 388－1	041－953－0544	
가림요양원	충청남도 부여군 임천면 비정리 72－1	041－837－7575	
금산효사랑요양병원	충청남도 금산군 남일면 343－6	041－751－2111	www.gshyosarang.co.kr
공주요양병원	충청남도 공주시 신풍면 조평리 126－2	041－841－2984	www.noini.co.kr
태안성모의원	충청남도 태안군 태안읍 남문리 576－31	041－674－2219	
부여노인병원	충청남도 부여군 규암면 반산리 254－1	041－836－1984	www.by-silverhospital.co.kr

(5) 충청북도

병원	주소	전화번호	홈페이지
진천효병원	충청북도 진천군 이월면 사곡리 476-25	043-537-0035	www.noinyoyang.com
영동제일병원	충청북도 영동군 양강면 양정리 388	043-745-3004	
보은연세병원	충청북도 보은군 보은읍 이평리 172-1	1544-3560	www.byhospital.com

(6) 경상남도

병원	주소	전화번호	홈페이지
형주요양병원	경상남도 양산시 상북면 신전리 27-3 4층	055-375-7575	
창원시립치매 요양병원	경상남도 창원시 의창구 북면 내곡리 1234-1	055-298-2442	www.hyomind.co.kr
아람병원	경상남도 양산시 덕계동 758-4	055-364-0078	www.aramhospital.co.kr
경상남도 도립 양산노인병원	경상남도 양산시 상북면 신전리 27-9	055-375-7275	www.gygh.co.kr
경남도립김해 노인전문병원	경상남도 김해시 삼계동 392-2	055-330-2000	www.gimhaenoin.co.kr
진주노인 요양병원	경상남도 진주시 문산읍 195	055-790-2222	www.jinjuhospital.net
굿뉴스 요양병원	경상남도 거제시 거제면 서정리 891-3	055-634-0675	www.goodnewshospital.com

(7) 경상북도

병원	주소	전화번호	홈페이지
경북도립경산 노인전문병원	경상북도 경산시 상방동 242	053－819－0780	
파티마 재활요양병원	경상북도 경산시 평산동 591－2	053－810－0001	www.fatimabobath.co.kr
동신의료재단 포항e병원	경상북도 포항시 북구 죽도동 614－6	054－277－5555	www.peh.co.kr
구미장수요양병원	경상북도 구미시 송정동 27－8	054－458－5577	www.gumijangsoo.com
청도대남병원	경상북도 청도군 화양읍 범곡리 100－1	054－373－0606	www.daenamhosp.co.kr

(8) 전라남도

병원	주소	전화번호	홈페이지
새한노인전문병원	전라남도 목포시 대양동 263－6	061－281－1600	saehanhospital.kr
의료법 빛고을의료재단	전라남도 순천시 낙안면 하송리 145－3	061－754－8575	http://www.순천은병원.kr

(9) 전라북도

병원	주소	전화번호	홈페이지
미니스톱 순창중앙병원	전라북도 순창군 순창읍 가남리 507－7	063－653－9569	
온누리 사랑병원	전라북도 완주군 용진면 신지리 512	063－261－7080	

■ 참고 서적

Alzheimer's Association, Respite Care Guide : How to Find What's Right For You, Alzheimer's Disease and Related Disorders Association, Inc. 1995.

Alzheimer's Association, Term & Tips : An Alzheimer Care Handbook, Alzheimer's Disease and Related Disorders Association, Inc. 1995.

Alzheimer's Association, Time Out! : The Case for a National Family Caregiver Support Policy, Alzheimer's Disease and Related Disorders Association, Inc. April 1991.

Check, William A., The Encyclopedia of Health, Medical & the Treatment : Alzheimer's Disease, Chelsea House Publishers, New York, 1989.

Cohen, Elwood, Alzheimer's Disease, Prevention, Intervention & Treatment, Keats Publishing, LA, 1999.

Cutler, Neal R. & Sramek, John J., Understanding Alzheimer's Disease, University Press of Mississippi, Jackson, 1996.

Dippled, Rage L. & Hutton, J. Thomas, Caring for the Alzheimer Patient (3rd ed.), A Practical Guide, Prometheus Books, Amherst, N.Y. 1996.

Driscoll, Eileen H., Alzheimer's : A Handbook for the Caretaker, Branden Publishing Co., Boston, 1994.

Edward, Allen J., When Memory Fails, Helping the Alzheimer's & Dementia Patient, Plenum Press, N.Y & London, 1994.

Fish, Sharon, Alzheimer's : Caring for Your Loved One, Caring for Yourself, Harold Shaw Publishers, Wheaton, Illinois, 1996.

Gillick, Muriel R., Tangled Minds, Understanding Alzheimer's Disease and other Dementias, Penguin Putnam Inc., New York, N.Y. 1998.

Gruetzner, Howard, Alzheimer's : A Caregiver's Guide and Source Book, John Wiley & Sons Inc., New York, 1992.

Gruetzner, Howard, Alzheimer's : The Complete Guide for Families and Loved Ones, John Wiley & Sons Inc., New York, 1997.

Gwyther, Lisa P., Care of Alzheimer's Patients : A Manual for Nursing Home Staff, American Health Care Association and Alzheimer's Disease and Related Disorders Association, 1985.

Hay, Jennifer, Alzheimer's & Dementia : Questions you have. Answers you need, People's Medical Society, Allentown, PA, 1996

Heston, Leonard L. and White, June A., The Vanishing Mind : A Practical Guide to Alzheimer's Disease and Other Dementias, W.H. Freeman and Co., New York., 1991.

Hodgson, Harriet, Alzheiemer's : Finding the Words, Chronimed Publishing, Minneapolis, 1995.

Hodgson, Harriet, The Alzheimer's Caregiver : Dealing with the Realities of Dementia, Chronimed Publishing, Minneapolis, 1998.

Larkin, Marilynn, When Someone You Love Has Alzheimer's, Dell Publishing Group, Inc., New York, New York, 1994.

Mace, Nancy L. and Rabines, Peter V., The 36—Hour Day (revised ed.) : A Family Guide to Caring for Persons with Alzheimer's Disease, Related Dementing Illnesses, and Memory Loss in Later Life, The Johns Hopkins University Press, Baltimore, 1991.

Markin, R.E., Coping with Alzheimer's : The Complete Care Mannual for Patients & Their Families, Citadel Press Book, Carol Publishing Group, Secaucus, N.J. 1988.

Oliver, Rose and Bock, Frances A., Coping with

Alzheimer's : A Caregiver's Emotional Survival Guide, Meloin Powers Wilshire Book Co., Hollywood, CA., 1987.

Powell, Lenore S. & Courtice Katie, Alzheimer's Disease, A Guide for Families (Revised), Addison－Wesley Publishing Co., 1993.

Reisberg, Barry, A Guide to Alzheimer's Disease : For Families, Spouses and Friends, The Free Press, New York, 1981.

Roche, Lynn, Coping with Caring : Daily Reflections for Alzheimer's Caregivers, Elder Books, Rorest Knolls, CA, 1996.

Sheridan, Carmel, Failure－Free Activities for the Alzheimer's Patient : A Guide Book for Caregivers & Families, A Dell Tread Paperback, New York, N.Y. 1987.

Warren, Tom, Beating Alzheimer's : A Step towards Unlocking the Mysteries of Brain Disease, Avery Publishing Group Inc., Garden City Park, N.Y. 1991.''

Wolf－Klein, Gisele P. and Levy, Arnold P., Key to Understanding Alzheimer's Disease, Barron's Educational Series, Inc., Hauppauge, New York, 1992.

찾아보기

저자 소개

정 수 경

- 이화여자대학교 문리대 영어영문학과 졸업
- 미국 캘리포니아주 남가주 대학교 교육대학원 교육심리학과 졸업(석사)
- 미국 노스캐로라이나주 샌트럴 대학교 교육대학원 특수교육학과 졸업(석사)
- 현 미국 루이지아나주 공립학교 특수교육(행동·정서 장애) 교사

최 병 목

- 경희대학교 신문방송학과 대학 및 대학원 졸업
- 미국 하와이주립대학교 대학원 사회학과 졸업 및 보건대학원 수료
- 미국 유타주립대학교 사회복지인류학과 졸업(박사)
- 현 극동대학교 사회복지학부 교수

이 현 송

- 서울대학교 사회학과 졸업
- 미국 오하이오주립대학교 대학원 사회학과 졸업(박사)
- 한국보건사회연구원 선임연구원
- 현 한국외국어대학교 국제지역대학원 교수

치매 간병의 지혜

2006 년 8 월 5 일 초 판 발행
2012 년 11 월 1 일 수정판 발행

저 자 / 정수경 · 최병목 · 이현송
발행인 / 주 병 오
발행처 / MeDi OCEAN 메디시언

경기도 파주시 문발동
파주출판문화정보산업단지 518-2
영업부 (031) 955-7566 • 7577
(031) 9552-777
FAX (031) 955-7730

등록번호 / 1979 년 7 월 13 일 제 9－57 호

값 9,000 원

ISBN 89－958121－3－3

총판 지구문화사 JIGU PUBLISHING Co.